突 发 事 件 卫 生 应 急 培 训 教 材

卫生应急风险沟通

主　编　毛群安

副主编　解瑞谦

编　者

（以姓氏笔画为序）

王　林　中国疾病预防控制中心　　　　　　　　陈慧萍　浙江省疾病预防控制中心

毛群安　中国健康教育中心(卫生部新闻宣传中心)　幸奠国　重庆市卫生局

李　冰　四川省卫生厅　　　　　　　　　　　　欧剑鸣　福建省疾病预防控制中心

李　杰　中国健康教育中心(卫生部新闻宣传中心)　赵　峰　浙江省医学高等专科学校

李建法　河北省卫生厅　　　　　　　　　　　　唐雪峰　四川省疾病预防控制中心

吴青青　浙江省疾病预防控制中心　　　　　　　黄晓燕　上海市卫生局

宋　铁　广东省疾病预防控制中心　　　　　　　崔立谦　广州医学院第一附属医院

宋耀君　上海市卫生局　　　　　　　　　　　　蒋然子　湖南省卫生厅

张　峰　中国健康教育中心(卫生部新闻宣传中心)　解瑞谦　中国健康教育中心(卫生部新闻宣传中心)

陈中国　贵州省卫生厅　　　　　　　　　　　　阚坚力　中国疾病预防控制中心

秘　书　黄相刚　杨　宠

人民卫生出版社

图书在版编目（CIP）数据

卫生应急风险沟通 / 毛群安主编. —北京：人民卫生出版社，2013

突发事件卫生应急培训教材

ISBN 978-7-117-17717-7

Ⅰ.①卫… Ⅱ.①毛… Ⅲ.①公共卫生－突发事件－卫生管理－中国－职业培训－教材 Ⅳ.①R199.2

中国版本图书馆 CIP 数据核字（2013）第 150493 号

人卫社官网 **www.pmph.com**	出版物查询，在线购书	
人卫医学网 **www.ipmph.com**	医学考试辅导，医学数据库服务，医学教育资源，大众健康资讯	

突发事件卫生应急培训教材
——卫生应急风险沟通

主　　编：毛群安

出版发行：人民卫生出版社（中继线 010-59780011）

地　　址：北京市朝阳区潘家园南里 19 号

邮　　编：100021

E - mail：pmph @ pmph.com

购书热线：010-59787592　010-59787584　010-65264830

印　　刷：北京铭成印刷有限公司

经　　销：新华书店

开　　本：787×1092　1/16　　印张：10

字　　数：243 千字

版　　次：2013 年 9 月第 1 版　2013 年 9 月第 1 版第 1 次印刷

标准书号：ISBN 978-7-117-17717-7/R·17718

定　　价：35.00 元

打击盗版举报电话：010-59787491　E-mail：WQ @ pmph.com

（凡属印装质量问题请与本社市场营销中心联系退换）

序

近年来，自然灾害、事故灾难、突发公共卫生事件和社会安全事件频繁发生，已成为世界各国关注的焦点。突发公共事件具有突发性强、破坏性大、波及范围广的特点，直接影响经济社会协调发展和广大人民群众身体健康与生命安全。卫生应急作为突发公共事件应对的重要内容，一直以来受到党中央、国务院的高度重视和社会各界的高度关切。自2003年SARS疫情之后，我国加快了卫生应急体系建设，并取得了显著成效。特别是在汶川地震、玉树地震，以及甲型H1N1流感、人感染H7N9禽流感疫情等突发公共事件的应对中，充分显示出我国卫生应急能力的长足进步。

做好突发事件卫生应急工作，要求我们必须培养造就一支高素质的人才队伍。为推进全国卫生应急培训工作规范化和标准化建设，根据《医药卫生中长期人才发展规划（2011-2020年）》、《2012-2015年全国卫生应急培训规划》、《全国卫生应急工作培训大纲（2011-2015年）》要求，我办组织卫生应急各个领域的百余名专家，结合卫生应急工作特点和近年来突发事件卫生应急应对实践，历时一年多，编制了这套突发事件卫生应急培训系列教材。全套教材由传染病突发事件处置、紧急医学救援、中毒事件处置、核和辐射突发事件处置、卫生应急物资保障、卫生应急风险沟通等6个分册组成，立足卫生应急岗位需要，突出实用性，凸显科学性，提高可操作性，对各级各类卫生应急人员培训具有很强的指导作用。

希望各级卫生行政部门和各类医疗卫生机构利用好这套教材，加大投入，完善制度，强化考核，大力开展卫生应急管理和专业技术人员的培训工作，全面提高突发事件卫生应急处置能力。

各位参与教材编写的专家在本职工作比较繁忙的情况下，查阅和收集大量资料，按时、保质、保量地完成了编写工作，付出了很多心血和智慧，同时，教材编写也得到了中美新发和再发传染病合作项目（EID）的大力支持，在此一并表示衷心感谢。

由于内容多、涉及面广，此系列教材难免出现一些错误和疏漏，请给予批评指正。

国家卫生计生委卫生应急办公室

2013年8月19日

今年的 3 月底到 4 月初，我国华东地区陆续出现人感染 H7N9 禽流感病例，并导致数人死亡。直到现在，科学家对于 H7N9 禽流感病例的认识依然有限。但是，国内民众和国际社会对疫情防控工作给予充分肯定。其中风险沟通发挥了重要作用。

自 2003 年抗击"非典"疫情之后，我国卫生部门加强了卫生应急体系、机制建设，建立了国家公共卫生信息系统，提高了法定传染病疫情和突发公共卫生事件信息报告的及时性；建立了部门之间的信息沟通机制，加强部门之间的信息交流与共享；建立了新闻发布会制度和新闻发言人制度，开展定时定点自主的新闻发布；及时发布突发公共卫生事件的处置信息；加强了卫生应急风险沟通理论和技能方面的国际合作与交流。

2007 年 11 月 1 日颁布实施的《中华人民共和国突发事件应对法》，特别强调了政府的职责之一，就是要建立一个高效的信息采集和沟通平台。《政府信息公开条例》中规定，"突发公共事件的应急预案、预警信息及应对情况"是必须公开的重点政府信息。公开透明、及时准确发布突发公共事件信息，对于保障公民的知情权，宣传卫生应急处置措施，动员和教育公民增强个人防范意识、承担相应突发公共卫生事件处置责任，消除不良信息的影响，增强公众信心，维护社会稳定，维护政府形象，意义十分重大。

近年来，国内卫生领域逐步引入并接受了风险沟通理念，相应的技术指南、培训材料也在不断地开发制作，风险沟通工作已经成为突发公共事件处置和重大活动保障中不可或缺的重要组成部分，并已经纳入卫生应急体系建设之中。在 2009 年甲型 H1N1 流感和 2013 年人感染 H7N9 禽流感疫情防控工作中，各级卫生部门及时发布疫情信息，满足公众健康信息需求，引导新闻媒体，加强医疗卫生人员沟通，协调媒体和公共卫生专家，开展防控倡议活动等，通过"表达理解和关心、显示能力和权威、展现诚实和真诚、重视责任和承诺"赢得公众信任，为疫情的成功处置起到了至关重要的作用。

为进一步加强我国卫生应急风险沟通工作，本着"本土化，实用性"的原则，以"培养卫生应急人员的风险沟通意识，提高卫生应急人员的实际操作能力"为目的，原卫生部卫生应急办公室组织编写了本教材。编写过程中，编写组成员借鉴国内外突发公共事件相关理论和实践经验；结合基层卫生应急人员培训需求和意见；听取有关管理学、传播学等方面专家的建议；开展培训教材的现场测试和完善工作。本书的编写得到了很多专家和学者的大力支持，同时，编写工作也得到了编写人员和其所在单位的大力支持，在此一并深表感谢！

　　本书从理论和实践层面科学地介绍了风险沟通的相关概念、原则、沟通监测、信息管理、实施方案、媒体合作、公众沟通，以及政府、部门间的沟通协作等。其读者对象为卫生应急工作者、政府应急管理者、公共卫生工作者，也可供医学院校学生学习时参考。鉴于突发公共事件卫生应急风险沟通是一项技巧性、政策性很强的工作，涉及层面较多，该培训教材难免有疏漏之处，诚请广大专家和读者给予指正。

编　者

2013 年 8 月

目　录

第一章　风险沟通概述

第二章　风险监测与评估

第六章　公　众　沟　通

第七章　系统内沟通

第八章 政府及部门间沟通

第九章 风险沟通评价

第十章 风险沟通案例

第一章 >>

风险沟通概述

本书所讲述的风险是指健康相关的风险。任何人只有了解、认知到风险，才能做出科学决策。风险沟通是一种能够改善公众健康的工具，包括告知、解释、引导，以及冲突解决等方面。在告知方面，就是告诉相关人员有关风险的知识，增进他们对风险的认识；在引导方面，就是协助相关人员形成准确的风险认知，通过个体或集体行动来降低风险；在冲突解决方面，即指政府和组织必须调解因风险问题而造成的利益冲突。突发公共事件处置中，卫生部门如何与政府、相关部门、媒体、公众相互沟通，及时了解、掌握事实真相和进展情况，发布相关信息，是成功处理事件的关键。

第一节　相　关　概　念

一、风险

（一）风险来源

关于风险的由来，最为普遍的一种说法是来自古代以打鱼捕捞为生的渔民们对"风"的理会。他们深深地体会到"风"所带来的无法预测的危险，认识到出海捕捞打鱼时遇到的"风"即意味着"险"。同时，他们也意识到，"风"除了能够带来"险"，还能够乘风破浪带他们去大海的深处，给他们带来更大的收益。

在日常生活和各种社会经济活动中，人们经常会提到"风险"一词。一般说来，风险在不同场合下有着不同的含义，很难给出一个严格的、可以被普遍接受的定义。目前，学术界对风险的内涵还没有统一的定义，由于对风险的理解和认识程度不同，或对风险研究的角度不同，不同的学者对风险概念有着不同的解释。

（二）健康风险

在卫生领域，风险一般是指对人体健康和生命安全造成潜在危害的可能性。卫生领域的健康风险沟通主要是通过沟通向受众提供他们所期望了解的信息，即在此环境（情况）中一个行为或暴露产生健康和生命安全后果的类型（好或坏）和等级（弱或强）。例如，在食物中毒事件的处置中，卫生应急人员需要向公众讲述中毒的原因，通过沟通让公众远离有毒食物，降低食物中毒发生率；在流感暴发时，通过沟通提高儿童的疫苗接种率等。就此方面而言，风险沟通主要是帮助公众做出比较理性的选择。

（三）事件风险

有些健康风险则可以造成或者可能造成社会公众健康严重损害，如重大传染病、食物中毒、职业中毒，以及自然灾害、事故、环境污染、恐怖袭击等。因此，从突发公共事件层面，风险是指对人体健康和生命安全造成潜在危害的可能性，以及事件发生后带来不利影响的可能性。这种可能性是由各种风险因子（促使风险事件发生或致使健康和生命安全危害增加的条件或因素）所促使或引起的，必须将风险因子相关信息及时、有效地传达给可能受影响的人。

（四）风险认知

由于专家、公众、决策者在知识背景上的不同，因此在风险认知水平上存在差异。公众经常会质疑风险评估或决策的合理性，专家和决策者则会抱怨公众不能理性地认知风险信息并做出积极反应。

人们对于风险事件的感知会影响到人们的情绪状态，如愤怒、焦虑、害怕等，从而进一步影响到个体的态度与行为。人们一般容易接受可控制、自愿性、公平、可逆性或自然的风险，而不愿意接受不可控、非自愿、不公平、不可逆和人为制造的风险。因此，正确处理和消除认知差异成为风险沟通过程中的重点，在沟通过程中，专家和决策者可以采取积极有效的沟通方式，建立并维持与公众的相互信任，提高公众风险认知水平，从而降低公众遭受危害的可能性。

在风险沟通实践中，我们会发现，不同的人、不同的媒体或不同的合作伙伴对有关机构所提供的信息，以及沟通的目的、愿望认知和接受程度不同。因此，我们需要清醒地认识到不同机构对待风险问题在角度、态度上，以及认识水平上的不同，通过反复的沟通，做到求同存异，才能达成比较一致的沟通结果。

二、沟通

（一）概念释义

沟通是人与人之间传递和交流信息的过程。它是人类活动的基本特征之一，是维系组织存在，保持人际关系的纽带。有效的沟通是良好合作的基础和前提，能够提高办事效率。善于沟通的人懂得如何维持和改善相互关系，清楚展示自己的需要，了解他人需求，从而最终赢得更好的人际关系和工作的成功。

（二）沟通过程

沟通过程包括输出者（提供信息的人）、接受者（获得信息的人）、信息（传给接受者的消息）、渠道（信息得以传送的载体）等四个方面。

输出者必须充分了解接受者的情况，选择合适的沟通渠道，以利于接受者的理解。

接受者需要将信息转化为自己能够了解的想法和感受。这一过程受接受者的经验、知识、才能、个人素质，以及对信息输出者的期望等因素的影响。

信息是指在沟通过程中的消息，能够传递思想和情感。同样的信息，输出者和接受者可能有着不同的理解。

沟通渠道包括个人和非个人两种类型。个人沟通渠道是两个或更多的人直接互相交流（包括面对面、通过电话甚至通过邮件等）；非个人沟通渠道主要通过媒体、氛围和活动。

（三）双向沟通

在工作和生活中，人们少不了与别人沟通。如果一方说而另一方只是听，这种方式不算是有效的沟通。只有双向的交流才是有效的沟通。双向沟通是一种互动的、需要反馈的沟通方式，同时也是消除沟通障碍、实现有效沟通的首选方法。它指的是信息的发送者和接受者之间的位置在不断进行交换，发送者以协商和讨论的姿态面对接受者，接受者可以对接受的信息及时提出反馈意见，如有必要双方可进行多次意见的交换，直到双方共同明确和满意为止。双向沟通的信息准确性较高，信息交换的互动性较强，有助于接受者参与度的提高，可增加其自信心和责任心，有助于增强双方的情感。

（四）影响因素

精神干扰：有效的沟通可以确保我们在恰当的时间，以更高的效率使正确的信息被适当的人所获取。然而，当人们紧张、焦虑（精神干扰）时，常常难以听进、理解、记住信息。精神干扰会降低一个人 80% 以上的信息理解能力。在向公众传播风险信息时，若信息冗长复杂则达不到有效地传播信息的目的。此时，风险沟通人员面临的挑战就是如何克服精神干扰产生的影响，为不同社会和文化背景的各种公众带来准确的信息；并且最大范围内取得有效的沟通效果。

在沟通时应该做到：①保持信息简明扼要；②把最重要的信息放在发布信息的开始或结束；③提供的信息清晰易懂，易于公众的理解；④使用生动有说服力的范例；⑤注意使用非文字语言（肢体语言、面部表情、语音语调等）。

负面信息：人们对风险问题经常向消极的方向考虑，容易关注语言和行为中的负面信息。所以在风险沟通过程中需要：①积极构架传播内容，在呈现负面信息的同时，传播大量正面的信息，如解决问题的方法和部门的积极应对，这样可以缓解负面信息对个体的心理冲击。②在描述风险事件时应当尽量少用诸如"不是"、"不"、"从不"、"没有"和"没有任何人"等字眼。③在提供一条负面信息同时，提供至少 3 条正面信息来平衡负面信息带来的负性影响。

三、风险沟通

（一）概念释义

随着现代社会风险因素的不断增加，风险沟通问题越来越引人关注，它不仅带来了一系列涉及媒介研究、传播学、心理学、政策分析、管理学和公共关系的跨学科问题，而且成为一个既需要理论探索又需要技术指导的新兴知识领域。我们可以从以下几个方面理解风险沟通所涵盖的具体意义：

1. 风险沟通从广义上讲，是指政府各部门与媒体和公众的合作与对话。这种理解强调风险沟通在公关技术和技巧层面的问题，将风险沟通看做政府、组织机构所面临的如何向公众发布信息的一系列问题。

2. 风险沟通起源于风险分析和风险管理。"风险分析"包括危害的鉴定、受风险威胁程度的评估、危害特性的确立和风险特性的确立；"风险管理"则包括对风险基本情况等相关信息的搜集以及普通政策与特别政策等政策制定和实施体系；而"风险沟通"则是贯穿分析和管理两个领域的重要环节，起到互动和交流信息的作用，它是风险评估者、管理者以及其他相关各方为了更好地理解风险及相关问题，并作出决策而就风险相关因素进行信息和意见的相互交流。显然，在这里对信息事实的评估和确认是交换意见、相互沟通的重要前提。

3. 另有一种强调风险沟通与风险分析、风险管理之间关系的意见，认为风险沟通是一种双通道的互动过程。一方面，有关风险损害的信息传达给目标群体；另一方面，从目标群体那里搜集来的风险损害实际情况传达给制定解决方案的人员。在这一过程中，风险沟通的目标是让公众知晓对风险的评估和管理情况；使沟通双方对风险建立科学、正确的认识，以及使沟通得来的信息参与风险管理相关决定的形成过程。由此可见，风险沟通对于公众与风险处理的机构之间建立信任至关重要，而且，如果沟通双方都能够得到可理解、可运用的信息，他们就能够做出正确的决定以规避风险。

4. 还可以从"过程"的角度来理解风险沟通。风险沟通是个体、群体以及机构之间交换信息和看法的相互作用过程；这一过程涉及多方面的风险性质及相关信息，它不仅直接传递与风险有关的信息，也包括表达对风险事件的关注、意见以及相应的反应，或者发布国家或机构在风险管理方面的法规和措施等。在这里，风险沟通被看做是一个搜集信息、组织信息、再现和提炼信息的过程。之所以特别强调过程的重要性，因为正是在风险传播的过程中，很多组织机构和公众的行为出了问题。如果陷入风险中的各方不能平等、恰当地参与到沟通的过程中，事件的处置工作就会增加很大的难度，事件通常也会变得更加糟糕。

我们可以看出：突发公共事件卫生应急工作中的风险沟通，是指在卫生应急风险管理中共同讨论和决定如何管理（预防、减少）风险。它强调所有相关部门的参与，并要达成共识，以便采取统一行动，有效地管理风险。因此，突发公共事件卫生应急风险沟通是指在人们普遍存在着对潜在的不确定的有关健康风险的问题上，以传达相关信息为主要形式，以科学为基础进行有效的沟通。

（二）信息渴望

突发公共事件，特别是突发公共卫生事件（以下简称突发事件）的危害性、公共属性，事关社会成员的切身利益（事件发生时在事件影响范围内的人都有可能受到伤害，危害包括公众健康和生命安全、社会经济发展、生态环境等，也包括事件引发公众恐惧、焦虑情绪等），从而使其在发生之初，往往会引发公众对信息的渴求。人们自我保护的本能使得在危机发生时，第一反应和最大需求就是了解信息，急于知晓事件发生情况和发展过程，事件是否对社会和个人利益造成影响，政府目前的态度和所采取的相关处置措施等。

同时，突发事件无疑又是新闻媒体最为关注的热点。其一是突发事件本身具备较高的新闻价值；其二是受众的高度关注，是媒体吸引受众、扩大影响的极佳时机；其三是媒体之间竞争的着力点。因此，在社会信息化时代，突发事件的新闻传播越来越快，影响力也越来越大。

（三）沟通要求

突发事件发生后，作为社会的管理者、事件处理的主体，政府行政部门在积极组织事件处理（避免组织决策等出现问题）的同时，为维护好社会大多数人的利益，需要站在公正的角度，及时发布权威信息。

卫生应急风险沟通强调所有相关部门的参与，以及受影响公众的参与，并要达成共识，以便采取统一行动，有效地管理风险。对受影响的公众而言，公共卫生人员沟通的目的是解释、说服，以及给公众提供选择自我防护措施的权利。由于突发公共事件具有突发性、紧迫性的特点，其发生发展难以预测，因此需要参与事件处理的专家对事件的处置前景保持乐观、积极的态度。

第二节　目的与作用

一、风险沟通的目的与特点

卫生应急风险沟通的目的是争取支持和合作，减少和规避风险，控制和消除突发公共卫生事件的危害，平息事件可能造成的不良影响，营造必要的舆论环境，维护和塑造政府及有关部门的良好形象。

通过本章前面部分对卫生应急风险沟通的分析，结合受众接受心理和对风险认知的规律，我们可以看出卫生应急风险沟通具有如下特点：

第一，卫生应急风险沟通是风险评估（risk assessment）和风险管理（risk management）等工作的组成部分，并贯穿于风险评估和处理的全过程中。

第二，卫生应急风险沟通涉及舆论引导、媒体沟通、角色定位等多个领域，需要从公关技巧、舆论产生发展和控制的规律、媒体制度等多个角度详细分析。

第三，卫生应急风险沟通是一个多方平等参与，信息互动的过程。面临风险的任何一方对信息渠道的垄断和对信息的隐瞒、曲解都会造成灾难性的后果。在风险沟通中政府与公众都应当成为传播的主体：一方面，作为风险应对的组织者和接近信息源的权威机构，政府应当及时向公众发布风险信息，同时将公众视作共同应对风险的伙伴；另一方面，作为沟通的另一个主体，公众提供的信息同样具有重要的价值。政府部门可以通过深入调查，了解风险事件的具体影响和危害程度，特别是可以了解公众对风险的认知程度和所持态度，以此作为反馈信息，指导后续的风险沟通工作。

第四，卫生应急风险沟通是一项将受众心理与沟通技巧相结合的工作。说服效果不仅与信息源的权威性成正相关，而且与沟通双方心理接近程度成正相关。因此，风险沟通常常被认为是一门涉及修辞、谈话技巧、演讲能力等的技术性工作。然而，所有这些技术环节都离不开两个重要前提：一是对风险信息的准确评估和把握；二是对公众心理的仔细研究。

第五，卫生应急风险沟通需要一个有效的制度体系作为依托。在研究风险沟通时人们常常关注的是如何建立公众与政府之间的信任关系，而往往忽视政府组织内部的沟通问题。在政府组织内部，包括政府与科研机构等其他应对风险的团体之间的沟通常常对沟通的最后结果产生关键性的影响。

二、风险沟通的作用

风险沟通是突发公共卫生事件应急处置工作中的一个重要组成部分，是组织决策的前提和基础，是政府部门、专业机构、公众与媒体之间建立的理性沟通桥梁，具有帮助公众克服心理上的恐惧和不安的作用。

风险沟通的作用包括以下几个方面：

（1）为社会公众、家庭或机构及时提供准确的风险相关信息，帮助人们克服心理上的恐惧和不安。

（2）告知公众突发事件带来的潜在风险及应采取的行动，改变人们对风险的态度和行为，鼓励社会公众参与风险应对。

（3）履行法律赋予公众的知情权。

（4）为媒体提供正确引导公众的信息。

（5）增加部门间、专家间的信息交流。

（6）为政府提供有效处置突发公共卫生事件的措施建议。

风险沟通是风险管理的重要途径之一，对于获得关于风险的有效信息，协调政府与公众的认知、决策、行为起着至关重要的作用。风险沟通是政府、公众、媒体间的桥梁，它的有效性很大程度上取决于沟通本身的特点，因为风险沟通的某些特征会影响到政府、公众、媒体的风险认知。

第三节 基 本 原 则

为有效处置突发公共事件，卫生应急风险沟通需要坚持以下六个基本原则，并且贯穿于风险沟通工作的方方面面。

一、提早准备

制定并不断完善风险沟通方案。在突发公共事件处置过程中，有效的风险沟通是任何医疗卫生机构都要面对的挑战。因此，需要明确本地区最可能发生的突发公共事件的种类，提前制定突发公共事件风险沟通方案和预案；评估确定受众对信息的需求，查明人们最关心的事情；开发公众普遍关注的背景材料；测试、修改根据事件的特点而事前开发出的信息。

要有强烈的突发公共事件危机意识。风险无时不有，无处不在。特别是突发公共事件发生后，风险的不确定性有时更让人难以把握，从而导致一件小事变成一起大事。因此，要认真细致地核对事实，确保传播的信息准确、无误。

开展风险沟通要做好充分准备。沟通工作需要根据不同的对象，如政府、患者、患者家属、公众、医务人员、媒体等的不同而有所区别，明确他们的需求；事前需要培训突发公共事件处置相关的新闻发言人；通过风险沟通监测系统实时掌握公众和媒体的舆情动态；做好充分准备，才能在突发公共事件出现时，科学、有序地开展应急沟通工作。

二、及时主动

在当今信息时代，信息传播非常迅速，事件相关信息会很快引起新闻媒体和公众的关注。研究表明，突发公共事件发生后，公众渴求及时获取相关信息，往往对信息不加分析与判断而接受，即使是以讹传讹也深信不疑。因此，这也就要求应急工作者应快速作出反应，提出处置对策和信息沟通要点，尽快主动地让公众和合作伙伴了解突发公共事件的真相，掌握舆论主动权。

三、信息真实

突发事件发生后，事态不会因我们说法的"缩小"而缩小。在网络时代没有不透风的墙。就已知的和未知的情况及如何提及尚未回答的问题与公众进行积极地沟通，让人们知道一旦有新的信息你会及时地告知他们，让他们了解到政府应对事件所做的决策和过程，并在描述情况及应对中表现出开诚布公的态度，以满足公众的需要。开展风险沟通要以准确为前提，一些突发公共事件较为复杂、尚未弄清全部情况，或者是因发布时机选择的需要，可先发简短消息，再作后续报道。应避免发布不实消息，否则将会对整个卫生应急处置工作造成被动。

四、口径一致

这是取信于民的至关重要的原则。当突发公共事件发生后，早期信息缺乏、事中信息大量涌现，事件的发展存在着不确定性。因此，此时对外公布的口径应保持高度统一，无论是事件处理者还是新闻发布者，无论是行政领导，还是与事件有关并可能接触媒体的人，对外口径必须高度一致，不能提供互相矛盾的信息。口径不一致，沟通就可能导致舆论危机，增加了突发公共事件的处置难度和复杂性。

五、有利应对

通常情况下，任何突发公共事件的发生都会使公众产生种种猜测和怀疑，新闻媒体在无法获取准确信息时常常会放大事实，进行猜测性的报道，更容易引起公众的猜疑和不信任。因此，要想取得公众和新闻媒体的信任，必须采取真诚坦率和公开透明的态度，围绕事实，放大有利的一面，但绝不能掩盖事实，越是隐瞒越会引起更大怀疑。因为风险沟通的目的是为了有利于突发事件的有效应对。

六、维护信任

在风险事件中，个体对负面信息存在优势倾向认知的特点，它决定了在风险沟通过程中沟通双方相互信任的重要性。信任的构建需要长时间的努力，但却可以十分轻易地遭到破坏。信任这种特点使信任本身的建立变得相当困难，如果沟通双方在没有信任的背景下交流，就不可能真正克服沟通的障碍，所以建立和维持双方的信任显得尤为重要。

一般来讲，人们首先要知道你是关心他们的，才会在意你知道些什么。在公众高度焦虑的状态下，能够做到公开诚实，敢于承认错误并致歉，做到换位思考，为公众着想，兑现所做的承诺，真实的倾听、关照和同情，这些都是建立信任的关键。

政府的信誉是卫生应急风险沟通的出发点和归宿，在卫生应急风险沟通的全过程中，卫生应急机构要努力减少对政府信誉带来的损失，争取公众的理解和信任。有时为了维护政府信誉，要勇于承担短期的利益损失。提供可信的信息，就可赢得公众的信任，也就可取得成功的沟通。

本书所述的突发公共事件风险沟通，是指系统内各部门之间、应急工作人员间的沟通，以及与政府、部门、媒体、公众间的沟通，并将在各章节中详细叙述。突发事件的风险信息需求核实、评估、整理、审核，方可通过一定的渠道进行传递，才能达到相互了解、支持与合作，从而使卫生应急体系和谐有序运转。

第二章 >>

风险监测与评估

风险沟通是突发公共事件处置的最重要手段之一,通过风险的监测与评估,能使参与风险沟通的有关人员及时掌握突发公共事件的发生、发展、控制及善后处理全过程中可能产生的公共卫生风险信息,为风险沟通提供技术支持,对科学有效地开展突发事件的风险沟通起着至关重要的作用。

第一节 风 险 监 测

风险监测是指长期、连续、系统地收集、分析风险因子的动态分布及其影响因素的资料,将信息及时传达给一切应当知道的人,以便适时地开展风险沟通工作。

在卫生领域开展风险监测,包括对突发公共卫生事件及其相关因素的监测、舆情监测和其他风险信息的监测,只有对风险监测的结果及时进行评估,才能更好地开展风险沟通。对突发公共卫生事件及其相关因素的监测结果的评估,可用于掌握事件的严重性;对舆情监测结果的评估,可用于掌握事件的影响力和风险沟通的迫切性。二者的结合,可以更好地掌握事件的发展状态和趋势。

一、突发公共卫生事件及其相关因素的监测

2003 年抗击 SARS 疫情之后,我国建立了较为完善的突发公共卫生事件监测系统。同时,对可能引起突发公共卫生事件的相关因素,如传染病疫情、食物中毒、职业中毒等,也建立了相应的监测系统。

目前,我国对突发公共卫生事件及其相关因素开展监测的主要信息来源是中国疾病预防控制信息系统(网络直报系统)。该系统由突发公共卫生事件信息管理系统(突发网)、传染病监测报告管理系统(大疫情网)、其他专病和健康危害因素报告管理系统组成。实验室监测网络、出入境口岸卫生检疫监测网络等,也是突发公共卫生事件监测的重要信息来源。

(一)突发公共卫生事件监测

我国的突发公共卫生事件监测系统是以多类突发公共卫生事件报告为基础的。国家法定的突发公共卫生事件报告管理信息系统,是中国疾病预防控制信息系统的一个重要的子系统,用于重大传染病疫情、群体性不明原因疾病、食物中毒、职业中毒、农药中毒、其他化学中毒事件、环境卫生事件、免疫接种事件、医院内感染、放射性卫生事件及其他公共卫生

事件的综合监测,实现对突发公共卫生事件的网上报告、确认、上报、审批、预警等功能,满足中央、省(自治区、直辖市)、市(地区)、县(区)四级疾病预防控制机构对突发公共卫生事件的动态监测。监测机构可连续、系统的报告某事件的相关信息,主要包括信息来源、事件发生的时间及地点、波及人群、事件类别、事件级别、流行病学分布、实验室检测结果、危害程度、危害因素及采取的控制措施等。该系统是我国独具特色的以事件为基础的突发公共卫生事件报告系统,它不但包括符合突发公共卫生事件定义或定级标准的事件的报告,也包括尚达不到上述标准的事件相关信息的报告。

对于已经报告到突发公共卫生事件报告系统中的每起突发公共卫生事件信息或相关信息,都可作为风险评估的信息来源。

突发公共卫生事件的定期分析,如周分析、月分析、季分析、年分析结果,是分析各类突发公共卫生事件发生的总体趋势,以及有无异常变化的依据,也是风险评估的重要信息来源。

(二)法定报告传染病监测

2004 年起,全国启动了法定传染病监测信息的网络直报系统,该系统覆盖了包括乡镇卫生院及以上所有医疗卫生机构,在责任报告单位发现传染病时能够高效、快速、准确地报告,实现了中央、省、市、区四级疾病预防控制中心对传染病疫情信息同时进行实时动态监测,形成了传染病监测信息的一体化管理和共享。它能动态监测各地传染病疫情的发生、发展情况,并对监测结果实行个案化管理与分析。

1. 法定报告传染病监测对发现突发公共卫生事件的作用

法定报告传染病监测是我国传染病类突发公共卫生事件监测信息的最主要来源,可靠性强。根据对法定传染病报告发病、死亡信息进行人群、地区、时间三间分布的动态分析,可以及时发现各种传染病的异常聚集性病例或传染病类事件的苗头。及时捕获这些苗头信息,可以有效促进传染病类突发公共卫生事件的早期发现,对于这些苗头信息,应随时开展风险评估,及时开展风险沟通。

法定报告传染病的定期分析,如周分析、月分析、季分析、年分析等则可以提供各种传染病的长期变化,通过与上期疫情和历史疫情的比较,可以提示近期各种传染病的变化趋势有无异常,后期某种传染病疫情将出现上升还是下降等,这类监测信息应是风险评估的重要信息来源之一。

基于法定传染病网络直报系统的传染病自动预警系统是根据我国法定传染病监测报告特点开发建立起来的自动预警系统,包括基于时间的自动预警、基于时间—空间的自动预警,目前已经逐步推广到全国县级疾病预防控制机构使用。该系统的开发使用,有效地提高了传染病异常聚集性病例的早期发现,通过对自动预警系统产生的预警信息进行分析、核实,可有效地提高异常聚集性传染病疫情发现的及时性。对于经过调查核实的自动预警信息,应该纳入风险评估的范畴。

2. 法定传染病监测在发现传染病暴发中存在的问题

有人通过对 2005 年全国传染病类突发公共卫生事件的信息来源的统计发现:全国 1365 起传染病类突发公共卫生事件中仅有 5.4%(74 起)是利用网络直报系统发现的。2009 年,调查结果表明,地市和区县疾病预防控制中心通过网络直报系统发现传染病异常情况,而最终确定为传染病突发公共卫生事件的分别为 100% 和 95.45%。这主要是因为基层疾病预防控制人员可根据网络报告病例的疾病特征、三间分布，以及自己的工作经验等进行初步分析，在开展流行病学现场调查的基础上，结合所掌握的判定标准，以及上级部门的协助进行确定。因此，网络直报系统为基层疾控人员早期发现传染病类突发公共卫生事件提供了一个非常好的平台。

各地应充分利用现有的传染病自动预警系统，对自动预警系统产生的预警信息及时进行分析、核实，及时发现异常聚集性传染病疫情；也应充分发挥各级疾病预防控制机构疫情分析人员的主观能动性，对发现的异常聚集性传染病疫情应及时报告，流行病学调查人员应及时进行现场调查，以便在风险沟通时使用调查结果，更好地预防和控制传染病。

（三）专病和健康危害因素监测

重点传染病监测、食源性疾病监测、职业危害因素监测、环境卫生学监测、症状监测等各类专病和健康危害因素监测，可以提供传染病、中毒事件等发生的相关因素、人群脆弱性等信息。如重点传染病监测可以为传染病类突发公共卫生事件风险评估提供准确可靠的专业基础信息，除可提供更加准确的传染病发病、死亡信息外，还可以提供媒介、宿主动物的种类、密度、病原携带情况，传染病病原学的变化，人群免疫水平，饮水、饮食卫生状况，粪便管理现状等相关因素的信息。同样，食源性疾病、食品污染物的监测信息，也可以为食物中毒、食品安全事件的风险评估提供科学基础。科学、可靠的专病和健康危害因素监测信息不但是专题风险评估的重要信息来源和基础，也可能成为日常风险评估的重要信息来源。例如，人兽共患病监测系统发现的媒介、宿主动物的重要变化，疫苗针对传染病监测系统发现疫苗接种率或人群免疫水平的明显下降，食品污染物监测系统发现的某种食源性致病菌分离率的明显增高等，都应纳入日常风险评估的范畴，及时开展风险评估工作。

二、舆情监测

公共卫生舆情监测是为了及时掌握与人们身心健康和生命安全有关的社会客观情况和民众主观意愿，通过相关技术和工作流程对各类传媒和公众表达的意见开展长期地、连续地监测分析，以了解政府、社会组织、公众群体等利益相关者对公共卫生问题所持有的各种理念、情绪、意愿、态度、意见和建议。监测重点是针对一定区域和时间范围内与突发公共卫生事件相关的热点、焦点问题和敏感话题。

公共卫生舆情监测作为公共卫生非传统监测的一种形式，是加强公共卫生监测的时效性和广泛性的重要技术支持。在新媒体时代，互联网作为信息传播的主要工具和载体，使传媒和公众可以通过网络对关注的公共卫生问题表达和传播不同情绪、态度和意见。过去十年，传媒和公众越来越关注公共卫生安全，从 SARS、禽流感、手足口病、流感大流行等传染病暴发疫情，到三聚氰胺、瘦肉精、地沟油、塑化剂等食品安全问题，在公众知情权的诉求下发酵，发展成为社会关注的公共卫生热点问题，甚至超出公共卫生事件本身导致社会危机事件的发生。目前，我国互联网普及率已超过39%，手机成为网民的第一大上网终端，而微博作为自媒体的出现，更彻底颠覆了传统的信息传播方式，为公共卫生热点问题及其相关信息的流通和传播提供了更大的范围和广泛的自由空间。各级政府在接受民众的网络舆论监督的新形势下，卫生部门更应该重视开展公共卫生舆情监测工作，建立基于互联网的媒体监测平台，及时掌握公共卫生相关的社情民意，评估突发公共卫生事件风险沟通效果，加强媒体关系，提高沟通能力，为政府提供决策依据和技术支持。

（一）舆情监测的形式和工作流程

舆情监测以早发现、早分析、早预警、早沟通为工作原则，建立舆情甄别、责任和反馈机制，在科学的管理机制保障下长期开展监测工作。监测可分为日常监测和专题监测。日常监测是根据公共卫生常规监测目的和任务，以日、周、旬或月为单位开展媒体监测和舆情分析工作，监测的范围广，通过定期的舆情监测简报或媒体快讯作为监测信息的报告。专题监测是对公共卫生重大事件、热点问题、敏感话题或业务需求开展的有针对性的媒体监测、舆情分析和跟踪反馈工作，是以事件为核心，要求全面分析事件的相关资讯和民情民意；为了提高专题监测的及时性，通常是实时或以日为单位进行监测，监测周期由事件的影响范围和持续时间决定，通过定期或不定期的专题分析报告作为监测信息的报告。

舆情监测是一项现实性和应用性很强的工作，需要根据相关部门的工作职能和业务范围，制定舆情监测方案和工作制度，结合部门或单位常规工作来确定舆情监测目标、范围、分析方法、报送和反馈等工作内容，条件成熟或必要时应成立工作组或指定专职负责实施日常监测和专题监测，应严格明确开展监测的时间，通常情况是每日上午完成媒体监测和简报编制，并根据实际情况和业务需求开展舆情分析工作。舆情监测工作的流程一般分为四个阶段，第一阶段是检索和收集，通过对相关网站、报刊、杂志、电视、广播等媒体进行信息检索和搜索，针对关键词或话题进行收集和筛选；第二阶段整理分析，对第一次过滤出来的舆情信息进行整理和分析过滤，将纳入到报告的信息进行优先排序和分类；第三阶段汇总通报，即对信息进行文本信息的编辑形成舆情报告或媒体快讯，舆情报告的语言要简明、准确、易懂，发布的形成可以采用纸制简报、电子邮件、手机彩信或短信等传播方式，也可以通过网站专栏、主题论坛、微博、微信等新媒体进行发布；特殊情况下，可以采用快速便捷的通信方式进行预警通报；第四阶段跟踪反馈，主要是在进行舆情分析过程中，不断更新相关资讯和民意信息，对涉及的相关部门或利益相关者及时进行信息沟通工作；在做专题监测时，应根据实际情况调整工作流程，增加风险评估和预警沟通工作。

（二）舆情监测的技术和方法

舆情信息主要是以非结构化数据为主，包括文字、图片、音频、视频、动漫等信息，对非结构化信息的处理是一项复杂的数据挖掘过程，需要应用新闻学、传播学、社会科学、信息技术以及相关专业等多领域的技术组合。在以报刊、广播、电视为主体的传统媒体时代，舆情监测通常采用媒体监测和民意调查作为主要监测方式，通过对媒体报道中关注的事件和内容进行人工检索，发现、收集、汇总和分析社会关注的热点问题，同时利用各种社会学调查方法了解民众对热点问题的观点和看法，以及民众所持有的社会政治态度，综合分析评估热点舆情的影响、发展趋势和主要特点，及时了解发生问题的主要社会矛盾。

随着互联网技术的发展和大数据时代的到来，网络舆情监测已经成为当前主要的技术手段。从技术角度来讲，互联网搜索引擎是人们最常用的信息检索方式，能帮助舆情信息汇集人员迅速找到相关信息，提高效率。由于搜索引擎的数据库各不相同，因此可同时使用多个，以加强抽样的可靠性。目前，主流的搜索引擎有百度、谷歌、搜狗、雅虎、微软、腾讯等，其中谷歌最早就开发出了针对论坛、博客、微博等新媒体进行的网络舆情统计分析模块，并与国外相关科研机构探索建立通过互联网的疾病预警系统，如谷歌流感趋势跟踪（google flu trends，GFT）；而百度针对网络舆情开发了针对网络媒体的"热搜词"、百度指数等多种分析功能，对网络舆情监测提供了重要的数据分析功能。

网络舆情监测一般包含网络舆情采集，舆情自动分类，话题识别与跟踪，文本情感分析等主要功能步骤。主要的技术包括元搜索、文本挖掘、信息聚类等，其中核心技术是自然语言处理技术（natural-language processing，NLP），也是人工智能（artificial intelligence）的核心课题之一，在网络舆情监测的不同处理阶段中，NLP技术都起到了关键作用。目前，商业化的网络舆情监测软件主要包括人民网互联网舆情监测系统平台、乐思网络舆情监测系统、拓尔思的互联网舆情管理系统、方正智思互联网舆情监控系统等。不同商业软件功能的侧重点不同，如人民网注重在舆情监测室的基础上突出简报与应对，拓尔思对搜索引擎的特点是基于内容本身的相关排序、更高的查全率和查准率要求、安全性、实时性；乐思更关注对负面信息的分析技术，方正则重视传播路径、话题演化等工具的开发。

（三）舆情监测的信息分析与利用

互联网的自由性、交互性、匿名性、虚拟性、发散性和随意性等传播特性，为网民真实地表达情绪和意见提供了最佳条件，信息传播与意见交互空前迅捷，网络舆论的表达诉求也日益多元。在这些舆论信息中，有积极健康的导向，有客观公正的评论，当然，还有相当比例的负面信息。敏锐的舆情意识，是舆情监测工作者必备的素质。公共卫生舆情监测的主体是从事公共卫生舆情信息工作的启动者和实施者，客体是舆情信息工作所要服务的对象，包括政府和卫生行政部门、相关技术机构，同时也包括涉及的民众。公共卫生舆情信息分析的主要任务就是结合公共卫生专业特点，运用科学的理论、方法和手段，把握舆情的内容本质，从而获取对舆情发展规律的认识，达到辅助决策的目的。分析要"由点到面"、"由形到势"、"由问题到建议"，揭示问题的实质所在，找出这些问题形成的根本原因，提出解决问题、引导舆情的对策建议。定性和定量方法相结合，找出普遍性、倾向性、苗头性的特征，把理论和经验、逻辑和非逻辑以及人的智慧和现代化研究工具结合起来。把握总体形势，描述基本特征，分析和预测其发展趋势。

公共卫生舆情信息预警是在舆情信息汇集和分析的基础上，通过对各类传媒和民众关注的公共卫生相关问题产生的舆论导向和民意进行研判，对其可能产生的不良影响等不确定性因素进行的早期评估通报过程。网络舆情信息预警体系所需要的现实数据量和历史数据量是非常庞大的，所以汇集到的舆情信息需要依靠计算机辅助管理和分析。舆情是民意的反映，对同一个事物，不同的利益群体所体现的民意是不相同的。这就要求我们在分析某一特定舆情时，要注意层次性。舆情的本质是民众对自身利益的诉求和表达，在实际工作中，对舆情的分析要以不同群体的"利益性"为切入点，才能反映舆情的本质。舆情是民众的社会政治态度，分析某项舆情，不仅要看民众意愿表达的方式、方法，更要看民众这种意愿所包含的内在的政治态度。分析舆情一定要把民众的某些看法，同国家政治联系起来，需要结合相关利益群体的世界观和价值观进行分析。只有这样才能抓住问题关键，才能对决策起到作用。

（四）公共卫生舆情监测的发展现状

世界卫生组织（WHO）在全球公共卫生风险监测与早期预警工作中，一直重视对各类公共卫生相关事件、民众谣言和媒体等信息的舆情监测，并纳入到成员国国家级防控战略管理。1994年WHO在美国科学家联盟（FAS）支持下，由国际传染病学会（ISID）发起，为传染病专家创办了世界疫症情报网（ProMed Network），这是一个基于媒体监测，通过互联网面向公众免费开放的电子报道系统。1997年WHO与加拿大卫生部合作建立了全球公共卫生情报网络（GPHIN），以互联网信息检索技术为基础，针对由于"与公共卫生有关的化学物质、生物物质、有放射性的物质和核子物质（CBRN）"而引起的对全球公共卫生造成潜在威胁的来源，而做出必要可靠的"早期预报和预警"的全球公共卫生情报信息网络系统。在2003年"非典"疫情早期信息发布过程中，GPHIN 和 ProMed Network 在 WHO 全球疫情警报和反应网络起到了早期发现和通报预警的作用，使"非典"疫情成为全球关注的公共卫生热点，为各国合作应对公共卫生危机做出了重要贡献。因此，媒体监测作为公共卫生领域传统的舆情监测方法，对公共卫生相关事件的监测发挥着关键的作用。

近年来，我国公共卫生舆情监测从早期的人工检索方式的媒体监测，正在向建立了基于互联网信息采集技术和数据挖掘技术的网络舆情监测系统发展，已经初步实现了对新闻门户、论坛、博客、微博、贴吧等相关互联网站点的实时动态监测，通过不同技术手段不断完善对海量信息的全方位实时扫描和监测，掌握网络上的舆情热点，开展对热点信息持续跟踪。为及时发现网络公共卫生相关的突发事件和敏感舆情，实现对互联网公共卫生舆情的全面掌控奠定了技术基础。然而，国内公共卫生领域开展的舆情监测仍主要停留在信息的收集阶段，尚未建立一套系统、科学、客观的分析和评价方法，对公共卫生网络舆情监测工作的标准化和规范化的建设也成为亟待解决的课题。

（五）卫生应急舆情监测工作的基本程序

公共卫生舆情监测是卫生应急工作重要内容之一，其监测范围主要包括四类信息，第一类是突发公共卫生事件及其相关信息，如 SARS、人禽流感、登革热暴发疫情、流感大流行等事件；第二类是公共卫生热点问题，如三聚氰胺、毒胶囊事件导致的食品和药品安全问题；第三类是各类突发事件导致的公共卫生相关问题，如 3.11 东日本大地震引发的核泄漏和污染导致的公共卫生问题；第四类是由社会舆论的负面影响导致的公共卫生危机，如山西疫苗事件、河源紫金丙肝事件等。

针对不同类型的舆情信息开展卫生应急监测工作，都应指定专人专职或兼职专业人员负责，条件允许的情况下应成立舆情监测工作团队或科室，基本工作程序主要包括确定监测主题和范围、制定工作流程、选择检索和搜索对象，汇总与通报，分析评估与预警。

1. **确定监测主题和范围** 首先将发生或可能发生的公共卫生热点或危机问题进行分析评估，确定开展监测的主要议题和相关内容，划定监测时间和空间范围。如针对 H7N9 禽流感疫情的监测，首先需要确定时间和地区范围，并结合专业知识对国内外不明原因肺炎和重症肺炎等有关的媒体报道和科研文献开展监测，关注分析正负面新闻报道、谣言、微博评论等内容。

2. **制定工作流程** 制定日常或专题媒体或舆情监测的时间表，确定信息收集、汇总、分析和评估工作流程，明确人员分工，统一收集与分析的判断标准，规范工作程序。

3. **选择检索和搜索对象** 利用互联网技术，结合传统媒体，选择开展监测的信息来源，制定检索标准，确定搜索网址和范围。利用现有互联网搜索引擎进行检索和搜索，全面进行信息收集。如条件允许的情况下，可以开发网络舆情监测平台，系统采集相关舆情信息。

4. **汇总与通报** 针对收集的信息进行分类整理，以简报形式进行汇总与摘录。可以定期或不定期进行简报编写，通过纸制或电子简报的形式对相关人员进行内部通报。也可以通过新媒体以彩信、短信、微博、微信等方式进行发布。

5. **分析评估与预警** 通过汇总信息，对公共卫生焦点、热点等问题进行专题跟踪，及时分析舆情发展趋势,评估不良影响因素,对可能引发公共卫生危机的问题进行预警。条件允许的条件下,可以通过监测平台,利用大数据分析理论和方法,开展舆情分析工作。如针对近年来食品安全问题,应加强对相关媒体报道的监测与分析,早期发现负面信息,评估影响范围,对可能造成的舆论事件,对国家、政府形象造成不良影响的舆情信息及早通报给相关主管部门和主要行政领导,为应对和决策提供参考。

（六）舆情监测简报的参考模板

1. 信息汇总表　信息汇总一般包括事件名称、报道时间、关注程度、信息来源、发生地点、事件发生时间、发病人数、简述、评估意见。

事件名称	公共卫生热点问题的媒体报道名称,可修订
报道时间	年　月　日(可精确到小时)
关注程度	如网站转发量,可通过百度等搜索分析功能分析
信息来源	网站和网址
发生地点	事件发生地点:省、市、县、区
事件发生时间	年　月　日
发病人数	相关事件波及的人数,发病死亡人数等
简述	
评估意见	由分析人员初步评估结果是否为:特殊关注、高度关注、一般关注、了解

2. 简报　媒体快讯一般包括标题、目录、时间、摘要、内容、编写单位,联系方式。

主要内容
越南新型高致命性禽流感病毒蔓延　已致2人死亡 德南荷兰邮轮60人疑染诺如病毒 石市流感持续高发　学校托幼机构应防疫情发生 (略) **越南新型高致命性禽流感病毒蔓延　已致2人死亡** 　　发布日期:2012-12-7　来源:燕赵都市报 　　据中国之声《全国新闻联播》报道,近日,越南出现一种新型高致命性禽流感病毒,正在全国快速蔓延。 　　新型病毒7月份出现在越南,8月就已经蔓延到越南北部和中部。越南农业部官员称,这种新型禽流感很可能是去年暴发的H5N1病毒的变种。 　　目前,在越南,被捕杀的被感染家禽多达18万只。越南中央兽医诊断中心也即将对现有的疫苗进行检验。 　　新华社驻越南记者李丹:据越南农业和农村发展部的官员说,这种新型的H5N1病毒与2011年在越南暴发的禽流感病毒属于同一分支下的不同种类,今年的新型病毒比2011年的病毒对人类的危害更大,致死率更高。截至9月8日,这种新型的禽流感病毒已经袭击了越南的7个省份和城市,其中海防市和青化省的疫情已经得到了有效控制,有21天没有新的疫情发生。在接下来的两个月,病毒在越南北部和中部的传播将达到顶峰,形势将更加严峻。而截至目前,越南已经有4人感染H5N1病毒,其中有两人死亡。 http://www.feedtrade.com.cn/livestock/yiqing/2012-12-07/2019157.html ……(略)

3. **专题分析报告**　专题报告一般包括标题、监测目的、事件名称、主要情况、国内外影响、防控措施、关注程度分析、重点评论摘录等。

美国西尼罗热疫情媒体分析报告

本次分析时间：2012-8-27	
事件名称：西尼罗热（人畜共患病）	
传　染　源：鸟类	**主要传播媒介：**库蚊

最新疫情概况：

　　根据美国 CDC 网址数据显示：截至 8 月 21 日，全美 47 个州报告人类感染案例，美国疾病预防控制中心共接到 1118 个案例报告，其中神经感染性病例 629 (56%)例，非神经感染性病例 489 (44%)例，死亡 41 例。病例地区分布如下图：

美国西尼罗病毒(WNV)人类感染个案地区分布图

（通过 ArboNET 报告，截至 2012 年 8 月 21 日）

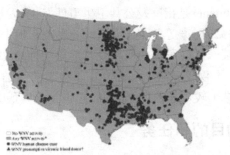

引自：http://www.cdc.gov/ncidod/dvbid/westnile/surv&controlCaseCount12_detailed.htm

美国西尼罗病毒(WNV) 神经感染性病例发病率地图

（通过 ArboNET 报告，截至2012年8月21日）

三、其他风险信息监测

　　为了做好风险沟通工作，除了对突发公共卫生事件及相关因素和舆情开展监测外，各级各类卫生部门的值班电话、咨询电话每天都会接到大量的举报、投诉、咨询信息，这些信息很可能与突发公共卫生事件相关。对这类信息的分析、利用，也是突发公共卫生事件风险评估不容忽视的信息来源之一。特别是随着 12320 公共卫生热线的推广，该类信息的作用更是不容小觑。突发公共卫生事件风险信息除上述来源外，还可以包括来自政府部门、国际通报和社会举报等。

　　（一）政府及有关部门的通报

　　各地发现的突发公共卫生事件，往往先通过行政报告渠道，由基层逐级上报到最高行政部门或其他行政部门，然后通过行政部门领导批示的方式反馈到卫生行政部门，并进行不同行政部门之间的沟通。这类信息的特点是传递快速、信息准确可靠。

　　（二）世界卫生组织或其他国家、国际机构的通报

　　这类信息常为旅游目的地发生疫情或突发公共卫生事件时的公告或信息通报，主要是国际间的信息交流，或单方面通报本国或他国的疫情，也可以是世界卫生组织根据国际卫生条例（2005年）要求通报的疫情信息。

（三）社会举报

社会各界通过卫生部门设立的报告专线或举报电话向卫生部门报告突发公共卫生事件，这类报告属于事件的初步报告，报告人多为社区群众，因此需要由突发公共卫生事件专门的监测机构对事件进行识别，确认后再进行正式报告。

以上信息可能是突发公共卫生事件或苗头信息，也可能是相关的风险因素信息，如某种自然灾害或其发生风险的信息、动物疫病信息、气候变化信息等。该类信息是突发公共卫生事件风险评估的信息来源之一。

突发公共卫生事件的监测还应关注可能影响突发公共卫生事件发生的其他相关信息，如某地举办某项大型聚会活动的信息，某地计划进行某项大型建设的信息等，并将其纳入风险监测的范畴。

第二节 风险评估

风险评估（risk assessment）是指突发公共卫生事件发生、发展各个阶段，对于突发公共卫生事件给人们的生活、生命、财产等各个方面造成的影响和损失的科学识别和评价的过程。

风险评估是要给出某一风险发生的概率及其后果的性质和概率。风险评估是风险管理中最重要的部分，因为它不仅使风险管理建立在了科学的基础上，而且使风险分析定量化，为选择最佳管理技术提供了较可靠的依据，同时它也是难度最大的一部分。

一、风险评估的目的和任务

（一）评估的目的

风险评估的目的是全面、准确的了解突发公共卫生事件现状及组织机构的应急处置工作的现状，发现存在的问题及可能的危害，为最终有效开展风险沟通、科学处置突发公共卫生事件提供依据。以风险评估为基础，最终需要开发和制定三套准备计划来指导社区进行风险降低活动：危害降低计划（减少暴露）；脆弱性降低计划（减轻后果）；应急准备计划（增加响应和恢复能力）。

（二）评估的任务

风险评估是一个组织机构有效处置突发公共卫生事件的重要步骤，可以使决策者对其医疗救援、疾病控制业务工作或卫生应急思路有更深刻地认识。风险评估的主要任务有：

1. 确定风险沟通的紧迫性和风险沟通的对象、内容和方式。

2. 了解面临的各种风险，明确主要的威胁、重要的医疗卫生资源及本身的弱点。

3. 评估风险发生的概率和可能带来的负面影响，即评估哪些威胁出现的可能性较大，造成的影响也较大，哪些威胁出现的可能性较小，造成的影响可以忽略不计等。

4. 确定医疗卫生机构、卫生应急处置工作相关部门和公众承受风险的能力。

5. 确定风险消减和控制的优先等级。

6. 明确通过采取哪些医疗卫生措施，防止哪些威胁出现，如何防止公众恐慌，保证公众健康和生命安全，以推荐风险消减对策。

7. 进一步分析风险是如何随时间变化的，将来应如何面对这些风险。

二、风险评估的方法

风险评估的方法根据评估过程中评价、赋值方法的不同,可分为定量(quantitative)分析方法、定性(qualitative)分析方法以及定量与定性相结合的分析方法。

定量分析就是对风险的程度用直观的数据表示出来。其主要思路是对构成风险的各个要素和潜在损失的程度赋予数值,度量风险的所有要素(风险级别、脆弱性级别等),计算风险因素暴露程度、控制成本等。在风险管理流程中确定的数值尽量具有相同的客观性,但有时定量分析所赋予的各种数据其个人主观性较强,在实际应用中要避免造成偏差。定量分析需要耗费大量的成本,大量的人力资源和时间。

定性分析方法是目前采用较为广泛的一种方法,它与定量风险分析的区别在于不需要对风险及各相关要素分配确定的数值,而是赋予一个相对值。通常通过网络搜索、问卷调查、面谈及研讨会的形式进行数据收集和风险分析。它带有一定的主观性,往往需要凭借专业人员的经验和直觉,或者业界的标准和惯例,为风险各相关要素(风险因素、脆弱性等)的大小或高低程度定性分级,例如"高、中、低"三级等。通过这样的方法,可以定性的区分这些风险的严重等级,避免了复杂的赋值过程,简单且易于操作。与定量分析相比较,定性分析的准确性稍好但精确度不高。定性分析避免了容易引起争议的因素赋值,实施较为便捷。

最常用的分析方法一般是定量和定性相结合的方法,对一些可以明确赋予数值的要素直接赋予数值,对难于赋值的要素使用定性方法,这样不仅更清晰地分析了风险因素,也极大简化了分析的过程,加快了分析进度。

在开展突发事件的风险识别、风险分析和风险评估的过程中,通常可采用的分析方法包括头脑风暴法、专家会商法、德尔菲(Delphi)专家咨询法、结构化/半结构化访谈、情景分析法、危害与可操作性分析、结构化假设分析、风险矩阵法、事件树分析、故障树分析、因果分析法、层次分析法等方法,对各类突发公共卫生事件发生的可能性,危害程度进行定量、半定量、定性分析和评价。

目前,国内公共卫生领域主要综合使用定性与定量相关结合的分析方法,如专家会商法、德尔菲专家咨询法、风险矩阵法、决策流程图法等。

三、风险评估的类型

根据卫生应急风险沟通的实际需要,目前将突发事件公共卫生风险评估分为日常风险评估和专题风险评估两种形式。日常评估主要是系统收集相关资料并进行分析,提出可能存在的风险并提出进一步分析的思路,一般以综合性定性评估为主,适用于常见并且具有相应的控制手段的风险因素,对重要的风险要进一步开展专题评估。专题评估主要针对特定的事件或风险因素进行系统化评估。在实际应用中,根据突发事件的事前、事中、事后不同阶段,内部和外部不同环境等采取不同的形式。

(一)日常风险评估

日常风险评估指根据突发事件相关监测信息,定期对各种突发公共卫生事件发生的可能性、危害程度等进行评估和趋势研判,提出预警、风险沟通、应急准备与处置的工作重点和风险控制措施的建议。日常风险评估中发现重大公共卫生风险因素时,应提出开展专题评估的建议,以组织更具广泛代表性的专家对该风险因素进行全面、深入的分析和评估。

日常风险评估应贯穿于突发公共卫生事件日常监测工作之中,理想情形下,应对于监测到的所有突发公共卫生事件相关信息、情报、因素随时进行风险评估,或每日开展一次风险评估,分析其是否可能发展为对社会公众健康造成严重损害的突发公共卫生事件的可能性及其危害,并根据评估结果采取核实、跟踪、报告、调查、处置、风险沟通等措施,以有效预防、减轻或控制突发公共卫生事件的发生及可能造成的危害。鉴于风险评估工作在我国还刚刚起步,开展风险评估的理论和方法体系以及所需的人才队伍、保障机制还不适应,目前规定日常风险评估在国家级、省级以及有条件的市级每月开展一次,但要求各级卫生部门积极创造条件,根据当地实际情况及实际工作需要,努力增加评估频次。

随时或每日风险评估主要针对单个的事件信息进行风险评估,而月度、季度、年度等风险评估则主要侧重于对各种类型突发公共卫生事件发生的总体趋势进行评估,并对所识别的重点风险类型或风险因素进行风险研判,得出风险评估结论,并提出相应的措施建议。

(二)专题风险评估

专题风险评估是对国内外突发公共卫生事件,大型活动、自然灾害和事故灾难等开展的专项公共卫生风险评估。通过对各种突发公共卫生事件发生的可能性和危害程度等进行评估,提出预警、风险沟通、应急准备与处置的工作重点和风险控制措施的建议。具体情形包括:

1. 突发公共卫生事件

(1)可能对本地区造成公共卫生危害的国际关注的突发公共卫生事件;

(2)可能对本地区造成公共卫生危害的国内其他地区发生的突发公共卫生事件;

(3)日常风险评估中发现的可能导致重大突发公共卫生事件的风险;

(4)应对处置过程中的重要突发公共卫生事件。

2. 大型活动的公共卫生风险

(1)多个国家或省市参与、人员数量较大,持续时间一周及以上大型人群聚集活动,如大型运动会、商贸洽谈会、展览会。

(2)主办方或所在地人民政府要求评估的大型活动。

此类评估可在活动准备、活动开始和活动举行过程中等不同阶段进行。

3. 自然灾害和事故灾难的公共卫生风险

在重大自然灾害或事故灾难等事件发生后,灾害或灾难可能引发的原生、次生和衍生的公共卫生危害。此类评估可在灾后的不同阶段根据需要动态开展。

四、风险评估的过程

突发公共卫生事件风险评估的过程包括评估议题的确定、评估方法的选择和人员确定、基础资料和评估表单的准备、脆弱性分析、应对能力分析、风险程度评估和等级评价六个阶段。详细过程见图2-1。

(一)评估议题的确定

在开展日常风险评估时,要在突发公共卫生事件及相关因素的监测和舆情监测数据分析的基础上,根据监测信息的异常变化、政府和公众关注的热点确定评估议题。

对于专题评估,其评估议题一是来自日常风险评估发现的重要疾病和突发事件信息;

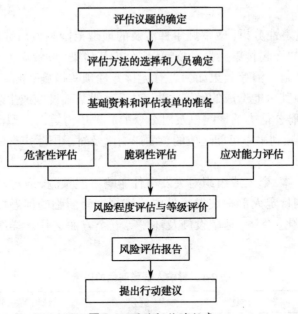

图 2-1　风险评估的程序

二是来自各种重要自然灾害、事故灾难和大型活动信息；三是根据政府、卫生行政部门等指定的重要评估议题。

（二）评估方法的选择及人员确定

突发事件公共卫生风险评估应根据评估议题和评估目的选择适当的方法。日常评估多使用专家会商法，专题评估可选用德尔菲法、风险矩阵法及决策流程图法中的一种或结合使用，也可使用专家会商法或其他方法。根据评估目的、涉及领域和评估方法，确定参加评估人员的数量和要求。

参加日常评估的人员应相对固定，通常由从事突发公共卫生事件监测分析和管理的人员承担并提供监测分析报告，同时根据评估议题的重点内容可适当邀请相关的专业技术人员参加风险评估工作。专题评估应根据评估议题重点关注的内容确定参与评估的专家人选，专家应来自该议题相关的不同专业领域且在本专业领域具有较高的权威性，必要时邀请卫生系统外的相关专家参与，专家人数应满足所使用方法的要求。

（三）基础资料和评估表单的准备

在进行正式的风险评估之前，应完成监测数据的初步分析，并收集整理相关的文献资料，如传染病风险评估可能涉及的相关信息包括致病力、传播规律、人群脆弱性、公众关注程度、应急处置能力和可利用资源等，如开展大型活动、自然灾害的风险评估时，还应针对议题本身的特点，收集有关自然环境、人群特征、卫生知识与行为、卫生相关背景信息等资料。

根据初步提出的风险议题或因素以及所使用的方法，设计制定风险评估表单，如德尔菲法所使用的专家问卷。

（四）危害性分析

突发公共卫生事件涉及人民生活和社会稳定，以人民健康损害、财产损失为标志，包括直接危害和间接危害两类。直接危害一般为事件直接导致的即时性损害，如对人的生理、心理和社会功能造成危害；间接危害一般为事件的继发危害，如事件的发生影响了社会经济的发展。

对突发事件的危害性分析,应掌握事件波及的地理范围和人口数量,对人群健康危害的严重性进行分析,如一起传染病暴发疫情,应分析其传染力、致病力、致死率、预后怎样?有无特异性的治疗措施?治疗效果如何?有无特异性预防措施(疫苗、预防用药及其他干预措施)等;还应分析其可能造成的经济损失、对于重要基础设施或生态环境系统的破坏程度、对社会稳定和政府公信力的影响以及对公众的心理压力等。大型活动的风险评估还应考虑风险对该活动的顺利举办可能造成的负面影响以及对于国际声誉的不良影响等。

(五)脆弱性分析

脆弱性是一个群体、个人或组织对突发事件影响不能预测、应对、阻止及恢复的程度,脆弱性分析使得预测特定人群在突发事件中或恢复期间面临的问题成为可能。脆弱性分析一般会从人口、文化、经济、基础设施及环境等五个方面进行。详细分析要点可参见下表2-1。

表 2-1　影响人群脆弱性的因素

人口	文化	经济	基础设施	环境
数量及年龄分布	传统	商业	通讯网络	地貌
迁移性	种族	农业	交通网络	地质
知识技能	社会价值	畜牧	基础服务	航道
灾害意识	宗教	工业	社区资产	气候
弱势人群	态度	资产	政府结构	植物
健康状况	食物种类	财产	资源基础	动物
教育水平	饮食习惯			
性别比例	权利结构			

在脆弱性分析中,需要特别注意的一个重要的问题便是关注度。突发公共卫生事件的一个重要特点即是其容易受到公众及社会各界的广泛关注,而关注本身既可能促进突发公共卫生事件的成功应对,也可能构成突发公共卫生事件向着进一步扩大化、甚至带来广泛的人员恐慌、社会动荡的风险。因此,在风险评估中,必须对其关注度开展评估,以指导事件处置中的风险沟通。以下提供关注度评估清单:

1. 此次事件是否会引起公众更多的关注?

(1)公众受影响的范围、性质、程度怎样?

(2)是否会出现公众有不满情绪?公众的不满情绪主要在什么问题上?

(3)是否可能酿成群体性事件?可能的规模将会多大?

(4)是否进行主动的公众监测,了解公众关注度?

2. 此次事件是否会引起媒体更多的关注?

(1)是否进行主动的媒体监测,了解媒体关注度?

(2)是否已有媒体介入?是否了解已经介入的媒体?

(3)是否有媒体炒作?传播范围?已经出现了哪些谣言?其中哪些需要澄清?

(4)网络有相关信息传播吗?信息的主要导向是怎样的?

3. 此次事件是否引起个别专家学者的更多关注?

（1）是否开展主动的专家舆论监测?

（2）专家的意见是否一致、媒体上是否有不同的专家意见?

（3）是否了解发表舆论专家的身份?

4. 此次事件是否引起部分领导更多的关注?

（1）领导是否有批示?

（2）领导是否有电话询问?

（3）领导是否到过现场?

5. 此次事件是否会引起世界卫生组织、港澳台、邻国等国际社会的更多关注?

（六）应对能力分析

风险评估贯穿于突发公共卫生事件发生发展全过程,在事件的应对中,应急组织本身的能力及控制措施的采取直接影响着事件的发展和各方的关注,是决定现时风险的关键因素,对应对能力及控制措施的效果作出科学评估,才能准确地判断风险的大小、影响和发展方向。

1. 应急组织本身的应对能力

（1）立法、制度、管理程序、准备计划等是否完备?

（2）人力资源、物资和财务资源是否充足?

（3）是否通过培训和演练准备了足够的技术?

（4）是否有既往的成功经验?

（5）社区、相关部门与组织的能力及参与程度怎样?

2. 控制措施已取得的效果

（1）掌握医疗救治的效果,如痊愈、在治（住院/居家）、死亡情况。

（2）掌握现场处置措施的力度,如病例定义、个案调查、事件原因分析、采样与检测、密接管理、现场封锁控制措施情况。

（3）掌握防控科学决策过程,了解是否进行专家咨询?措施是否具有针对性及效果如何?有无过度?

（4）掌握政府保障工作开展情况,如经费、医疗等落实情况、被隔离人员相关权益等。

（5）掌握事件责任追究情况,如在事件的防范、处置过程中,是否有违法违规违纪的行为?是否对责任人和责任单位追究责任?责任追究是否恰当?

（七）风险程度评估与等级评价

风险程度评估主要指根据危害性分析、脆弱性分析和应对能力分析的结果,综合判断突发公共卫生事件或其衍生风险发生的概率及可能造成的损失和危害等,是一个对风险进行量化和比较的过程,为风险等级的判断打下基础。

风险等级评价是对风险程度分析的结果作出评价,并综合考虑各种因素确定风险等级。评价等级级数可以根据评价对象的特性和实际评估的需要而定,如（高、中、低）三级,（极高、高、中、低、极低）五级等。

对于极易发生、潜在影响很大、脆弱性非常高的风险,划为极高水平风险;对于易发生、潜在影响大、脆弱性高的风险,划为高水平风险;对于不容易发生、潜在影响小、脆弱性低的风险,划为低水平风险;对于罕见、几乎无潜在影响和脆弱性的风险,划为极低水平的风险；居于高水平和低水平之间的其他风险可划为中等水平风险。

　　日常风险评估多采用专家会商法，确定风险水平一般不采取评分的形式，而是由专家根据工作经验以及历史监测数据等相关资料综合分析评价后直接确定风险的等级。

　　如采用风险矩阵法，可分别对各风险发生的可能性、影响程度和脆弱性进行评分，计算得出各风险的风险分值。根据风险分值将风险进行等级划分，确定风险级别；如采用决策流程图法，则可以根据事先已经确定的层次逻辑判断流程框架，在尽可能全面收集、汇总和分析相关信息的基础上，逐层对风险要素进行选择和判断，最终较为直观地确定风险级别。

　　可以利用表2-2对事件的当前状态进行测评（事件状态符合者，勾选该序号），根据测评结果，按照表2-3选择相应的风险沟通响应。随着事件的进展，事件状态的改变，可根据最新信息开展第二次风险评估，评估工作需要不断地进行。

表2-2　突发公共卫生事件评估一览表

序号	事件状态	强度
1.	明确发生突发公共卫生事件，为了防止疾病或者死亡的进一步蔓延，必须立即开展公众沟通	+++++++
2.	预计会在短时间内造成人员死亡（灾难性事件）。对疾病的诊断和/或治疗方法尚不明确	++++
3.	媒体和公众都非常关注事件，认为此事件是"第一次出现"，"情况最糟糕的"，或"规模最大的"等	++++
4.	预计死亡人数将会大大超过一般水平	++++
5.	事件发生在大都市（媒体众多），而非人烟稀少的地区（媒体较少）	+++
6.	事发突然，波及全国，或有可能波及全国性	+++
7.	公众认为政府是引发事件的原因或者政府应该为事件负责	+++
8.	事件主要影响儿童或者既往健康的成人	+++
9.	事件可能是人为的或故意制造的	+++
10.	事件的控制措施可能会影响到许多人的权益	+++
11.	受影响的人群必须积极地采取行动，来保证他们的个人健康和安全	+++
12.	减轻事件的影响是你单位的职责范围	+++
13.	事件可能是由输入性病例引起的	++
14.	事件涉及知名品牌、产品或企业	++
15.	事件涉及敏感的国际贸易或政治关系	++
16.	事件涉及一个名人	++
17.	事件涉及一个正在调查中的犯罪案件	++
18.	公众对该疾病或公共卫生问题的不理解或理解错误	++
19.	事件突然发生，你的机构必须负责对事件及其后果进行解释（如实验室意外事件或化学泄漏）	++

　　摘自中美新发和再发传染病合作项目《突发公共卫生事件应急风险沟通手册》。

表2-3　推荐响应计划一览表

风险等级	事件状态	推荐的响应
极高：应尽快把信息传递给公众和媒体，否则，公众生命和健康将处于危险之中	必须选择表 2-1 中的序号 1，第 2、3 和 4 选项中，至少选择了其中的两个	为做好媒体和公众沟通，需要每周 7 天，每天 24 小时开展工作（注意轮流休息）。必须统一口径，确定信息的统一入口和出口，成立突发公共卫生事件应急指挥中心
高：并不十分迫切地需要为公众和媒体提供公共卫生建议来挽救生命或健康。然而，公众和媒体认为他们的健康和安全已经处于或不久将处于危险中。他们对信息的需求很高并将继续增加	未选择序号 1，选择了序号 3 和 4	在最初的阶段，每周 7 天，每天 20 个小时开展工作。定期对媒体发布更新消息，允许公众在非值班期间发送电子邮件或者电话留言。根据事件的进展，随时准备转为每周 7 天，每天 24 小时开展工作，可能需要成立突发公共卫生事件应急指挥中心
中：媒体变得躁动。兴趣的产生是由于事件的"新异"因素而非法律因素或广泛的、紧急的公众关注。如果一个"真正的"危机发生了，那么这种兴趣会立刻消失	选择了序号 3，序号 1、2、4 没有被选择。选择了 3 个或更多的 ++；选择了一个或更多的 +++	在最初阶段，每天 10~12 小时，每周 5~6 天开展工作，指定专人负责在非工作时间段内值班。如果事件发生在周末，那么就要在周末开展工作，或者安排人员在周末值班。通过告知公众和媒体定期发布最新消息的时间和渠道。没有必要成立突发公共卫生事件应急指挥中心
低：根据进一步调查的结果，事件进展缓慢，并且可能持续数周，需要监测和再评估	没有选择序号 1、2 和 3。选择 + 或 ++ 等级的选项要多于 +++ 等级的选项	在事件的开始阶段按照常态工作，如果需要，为一周 7 天，每天 24 小时工作状态做准备。通知替补人员可能会因事件的进展而要求他们值班。在公众和媒体的需求升高前，不要用长时间工作来过度消耗员工的精力。在常规工作时间内开展风险沟通工作

摘自中美新发和再发传染病合作项目《突发公共卫生事件应急风险沟通手册》。

第三章 >>

风险沟通信息管理

突发公共事件风险沟通信息的收集、管理与利用是卫生应急风险沟通工作中的一项很重要的内容。风险沟通信息管理就是指在突发公共事件卫生应急管理的过程中,利用卫生应急机制、信息技术,针对突发公共事件相关信息的收集、整理、审核和释放,从而为卫生应急指挥决策机构、政府及其部门和广大社会公众、媒体提供丰富、实用的信息服务,以便更加有效的开展卫生应急管理。风险沟通信息管理是有效实施卫生应急风险沟通工作的前提。

第一节 风险沟通信息概述

突发公共事件发生、发展、消亡的过程中,会产生各种各样的信息。这些信息,不仅对于政府及相关部门内部,而且对于公众来说,都是急需了解或掌握的,这些就是风险沟通的信息。在政府及相关部门层面,及时准确地掌握突发公共事件相关信息,是把握突发公共事件发生和发展态势、科学做出应对决策的基础,也是正确应对突发公共事件、避免社会恐慌、动员社会力量参与应对处置的依据。对公众来说,及时准确掌握突发公共事件相关信息,是了解政府及相关部门履行社会管理职责的重要基础,也是保障公众知情权的需要,更是公众自身积极参与突发公共事件应对的需要。

一、风险沟通信息的定义与特点

风险沟通信息就是指以突发公共事件卫生应急管理的全过程为基础,以风险沟通为主要用途,全面收集、分析、整理出反映突发公共事件性质、状态、特点、趋势以及应对突发公共事件行动的所有信息。

风险沟通信息具有以下特点:

1. 信息量大 不仅包括性质、种类、成因等复杂的突发公共事件本身信息,还包括有事件发生的相关基础信息,以及应对突发公共事件的资源信息、工作信息等。需要采集数据量巨大,才能够满足风险沟通信息管理的需要。

2. 涉及面广 突发公共事件卫生应急处置过程中,不仅涉及众多的系统内部单位,还涉及各级党委政府、相关职能部门、媒体及社会公众,信息来源呈多元化、多层次化。

3. 时效性强 由于突发公共事件本身的突发性、紧迫性的特点,必须在有限的时间内迅速做出反应,才能有效阻止或降低突发公共事件的危害。在风险沟通过程中,因信息来源不及时、不准确造成沟通不畅引发严重后果的案例时有发生。

4.**针对性强**　为满足政府及其职能部门、系统内、媒体及社会公众对突发公共事件信息的需要，并有利于突发公共事件的应急处置，必须对大量信息进行针对性的进行分析、整理。

二、风险沟通信息的作用

（一）满足政府及其部门应对突发公共事件的需要

政府是一个国家行使国家权力的全部组织体系，在现代社会，政府是公共利益的管理者、维护者、服务者和保障者，其行为一般以公共利益为服务的目标。随着突发公共事件的频发性、破坏性给社会公共利益带来越来越大的威胁，对突发公共事件的管理成为政府社会管理的重要职责。因此，作为具体组织实施事件应对处理的各级政府及其相关部门来说，信息问题相当重要。

1.**信息用于突发公共事件监测预警**　政府及其职能部门的社会管理职能决定了要建立突发公共事件监测预警体系，强化突发公共事件信息的收集、观察并分析，以前瞻性眼光去审视表象，将突发公共事件的征兆表现传递给相关部门，做好周密的安排和策划，并制定好突发公共事件的应急预案，做好应急的准备，尽可能将突发公共事件消灭在潜伏期，最大限度地降低损失和危害。一旦监测到突发公共事件发生信息，要及时通过多渠道向专业的部门和社会的公众发出预警，要求专业部门做好应对的准备，引导公众做好自救和互救。

2.**用于突发公共事件的信息公开和舆论引导**　突发公共事件发生以后，政府应在第一时间收集信息并进行分析、甄别信息，为突发公共事件应对提供科学的决策依据。并且，根据信息公开的相关要求和公众知情权的维护，政府要做权威的消息来源，既做公众知情权的保障者，又做社会舆论的引导者，通过权威的信息公开和发布，让社会公众了解事件，让广大媒体报道真实实况，力求政府、媒体、公众形成一股合力共同理性应对突发公共事件。同时，政府应加强对大众媒体的管理与舆论的引导，确保媒体公共性，形成健康良性社会舆论的氛围。

（二）满足社会公众信息渴求

突发公共事件发生时，其特殊性决定了公众对突发公共事件的一切相关信息空前需求，即"信息渴求"。突出表现出两个特征：一是对于获知重大危机信息时的迫不及待性（及时性），渴望知道有关重大危机事件的信息越早越好，渴望早知道重大危机事件是何时发生？何地发生？如何发生？危害多大？如何发展？个人和家庭应如何采取紧急应对和预防措施等，以便提早做到心中有数、防患于未然，尽可能减少自身生命财产的威胁和损失，开展自防自救。二是对于了解重大危机事件信息的如饥似渴性（充分性），渴望知道有关重大危机事件的信息越多越好、越全面越好、越充分越好，渴望知道政府采取了哪些处置措施，这些措施是否及时、有效、到位等。

依据马斯洛需求理论和威尔咨询的信息等级观点，在突发公共事件中，公众对突发公共事件相关信息的相关性表现出四个层级：

第一是与公众生命相关的突发公共事件信息，也就是说直接关系到公众生死存亡和财产安全的信息。比如 2003 年 SARS 事件和 2008 年"5·12"汶川特大地震中的受灾群众，他们就最渴求、最迫切想获知这一级的信息。

第二是与公众利益相关的突发公共事件信息，也就是说虽然不直接关系到公众的生死存亡和财产安全，却关系到公众的重大利害关系问题的信息。

第三是与公众远近攸关的突发公共事件信息，也就是说突发公共事件发生的中心和突发公共事件的核心问题与公众在地理和心理上越接近，公众对于这类事件信息的需求就越迫切，越渴求，反之，则减弱。

第四是重大危机事件信息与公众的兴趣相关，也就是说突发公共事件虽然与许多公众自身没有直接的生命和利害关系，但由于突发公共事件的性质重大或特别重大，仍然会引起公众的极大兴趣和关注。

从突发公共事件暴发瞬间起，特别是与公众有直接生命、利害攸关的突发公共事件，公众源于对自身生命、财产安全的保护，自身及早做好必要预防和规避措施，必然迫切期望能在第一时间获知关于该突发公共事件发生的最真实的、权威的、全面的信息。这也不仅出于自身利益的保护，更是公众在突发公共事件中对信息知情权的满足。在突发公共事件中，公众知情权的满足主要表现在第一时间获得真实、全面信息的权利。公众知情权的满足是增强政府的信息公开透明度的表现。在突发公共事件中，公众只有对信息有了全面、真实、客观的认识，才会避免谣言的产生，才会自觉维护社会的稳定，增强公众对政府的信任度，促进更快、更好的平息突发公共事件、应对危机。

（三）满足大众媒体成为信息告知者和舆论组织者的功能

突发公共事件发生时，社会环境往往会出现非常态的、有威胁的表现，公众出于自我保护的本能，通常会对突发公共事件相关方面的信息处于"饥渴"状态，不断了解周围环境状况的具体变化。公共媒体就成为政府和公众之间信息沟通的重要桥梁，在发挥信息告知的功能上具有重要作用。

面对突发公共事件，光有充足的信息是不够的，真实本身往往产生不了力量，只做到信息真实并不能凝聚社会力量应对突发公共事件。大众媒体是现代社会最强大、最有影响力的舆论组织者。通过对报道的主导方向进行精心策划，系统地安排和设计报道的节奏、手段、形式、规模，不断调动公众的注意力，构建公众讨论和关心的中心话题，从而有效地引导社会舆论并帮助政府树立良好的形象、缓解各方的矛盾、消除社会的恐慌。

第二节　风险沟通信息的收集

信息收集是进行突发公共事件卫生应急风险沟通的基础。没有信息的收集，风险沟通就成了无源之水、无本之木。要提高对突发公共事件卫生应急风险沟通的预见力和熟悉度，提高风险沟通的效率、效果，一个很重要的手段就是要获取尽可能详细、具体的突发公共事件信息。因此，这一阶段，要强化信息收集机制，制定信息收集规范，及时、全面捕获突发公共事件所表现出来的各种信息，提高信息收集的及时性、真实性和完整性；同时，要建立完善突发公共事件基础信息库，为风险沟通提供多方面的历史经验信息和资源信息。

一、信息收集存在的问题

根据有关法律法规和文件要求，在突发公共卫生事件发生后，下级政府及其职能部门、技术支持机构，及时发现、调查核实并将信息自下而上进行报告，同级部门间信息及时通报，就是为了保证风险沟通信息来源的真实性和准确性。然而在实际工作中，信息收集仍存在一些问题。

（一）信息报告不及时

由于怕影响政绩，存在"报喜不报忧"和"家丑不外扬"的错误观念，或心存"自己搞得定、摆得平"的侥幸心理，或存在"等情况都掌握了再报告"的不正确想法，很多突发公共事件信息报告不及时，使小问题演变成大问题，丧失了应对工作的主动权，延误了风险沟通的最佳时机。

（二）信息内容不完整

突出表现在信息内容要素的不完整，造成上下级或同级之间要多次进行信息收集的往复，贻误风险沟通时机。按照相关文件要求，信息报告至少应包括事件发生的时间、地点、信息来源、事件起因和性质、基本过程、已造成的后果（伤亡人数）、影响范围、事件发展趋势、处置情况（领导到现场情况）、已经或拟采取的措施以及下一步工作建议等报告要素，并根据突发公共事件及处置的新进展、可能衍生的新情况要及时续报。

（三）收集渠道不畅通

信息来源渠道是信息收集工作的基础，渠道不畅突出表现在：一是政府部门间各自为政，信息缺乏早期的通报；二是缺乏媒体信息收集机制，对网络、媒体反应或公众信息需求缺乏及时了解。

二、强化信息收集机制

风险沟通信息收集的基本任务是将各种突发公共事件信息（包括事前征兆信息和事件发生后的各种信息）集中到风险沟通信息管理平台中来。强化信息收集的机制，就是要保证信息的收集有机构、有人员、有渠道、有程序，使得突发公共事件信息有效流动。

（一）明确信息收集管理的机构

风险沟通信息的收集，从当前的管理体制上看，主要分为政府、政府相关部门、卫生系统内部。

1. 政府　目前各级政府均已成立了政府应急办（值班室），这是政府接收、管理突发公共事件风险沟通信息的主要机构。

2. 政府职能部门　目前政府职能部门及其直属机构，均已成立应急办公室或指定负责应急相关的应急科（处、办），这些机构是接收、传输突发公共事件风险沟通信息的主要机构。

3. 卫生系统内部　由于针对的是卫生应急的风险沟通，因此从卫生系统内部来说，应该明确突发公共事件风险沟通信息收集的机构，以便及时掌握和发布突发公共事件相关信息。突发公共事件风险沟通信息收集的主要业务机构还包括：疾病预防控制中心、卫生监督所、120指挥中心、各医疗机构等。

（二）明确信息收集管理的人员

风险沟通信息的收集管理工作具有业务性强、政策性强的特点，对人员素质和能力要求较高。这必须要求各负责机构要明确专门人员，并加强日常业务培训，提高其工作能力和水平。只有有了专门人员，才能保证风险沟通的信息能够收集起来，能够进行进一步分析整理，有针对性地用于不同沟通对象的需要。

（三）保障信息收集渠道的畅通

一是系统内的信息报告渠道的畅通。各级各类医疗卫生机构发现突发公共事件以及在处置突发公共事件中的相关信息，及时报告同级卫生行政部门，疾病预防控制及卫生监督机构要同时上报上级疾病预防控制及卫生监督机构；卫生行政部门发现突发公共事件以及处置突发公共事件中的相关信息，及时报告同级人民政府和上级卫生行政部门。

二是横向部门间的信息通报渠道的畅通。卫生系统要通过定期和不定期会议、简报、通报等形式，保障部门间信息通报渠道的畅通，及时掌握各种突发公共事件的发生及处置情况。

（四）提高信息报告的及时性

时效性是信息报告制度的第一准则。要通过进一步建立健全信息报告工作制度，明确信息报告的责任主体，强化依法报告的责任意识，对迟报、漏报甚至瞒报、谎报等行为依法严肃追究责任等措施，杜绝不报、谎报、漏报、瞒报等现象，提高信息报告的及时性。

三、制定信息报告规范

针对信息收集中存在的报告要素不全等因素，可根据国家有关规定及风险沟通工作的需要，制定切实可行的信息报告规范，保证信息报告的完整性和准确性。

（一）突发公共卫生事件的信息报告

1. 报告范围与标准　突发公共卫生事件相关信息报告范围，包括可能构成或已发生的突发公共卫生事件相关信息，其报告标准不完全等同于《国家突发公共卫生事件应急预案》的判定标准。具体范围及标准见《突发公共卫生事件与传染病疫情监测信息报告管理办法》（卫生部第 37 号令）。

2. 报告内容规范　根据事件发生、发展、控制过程，信息报告分为初次报告、进程报告、结案报告。

初次报告内容包括：事件名称、初步判定的事件类别和性质、发生地点、发生时间、发病人数、死亡人数、主要的临床症状、可能原因、已采取的措施（含工作量）、报告单位、报告人员及通讯方式等。

进程报告内容包括：事件的发展与变化、处置进程、事件的诊断和原因或可能因素，势态评估、控制措施等内容。同时，对初次报告的《突发公共卫生事件相关信息报告卡》进行补充和修正。重大及特别重大突发公共卫生事件至少按日进行进程报告。

结案报告：事件结束后，应进行结案信息报告。达到《国家突发公共卫生事件应急预案》分级标准的突发公共卫生事件结束后，由相应级别卫生行政部门组织评估，在确认事件终止后 2 周内，对事件的发生和处理情况进行总结，分析其原因和影响因素，并提出今后对类似事件的防范和处置建议。

3. 报告方式、时限和程序　获得突发公共卫生事件相关信息的责任报告单位和责任报告人，应当在 2 小时内以电话或传真等方式向属地卫生行政部门指定的专业机构报告，具备网络直报条件的同时进行网络直报，直报的信息由指定的专业机构审核后进入国家数据库。

不具备网络直报条件的责任报告单位和责任报告人，应采用最快的通讯方式将《突发公共卫生事件相关信息报告卡》报送属地卫生行政部门指定的专业机构。

接到《突发公共卫生事件相关信息报告卡》的专业机构，应对信息进行审核，确定真实性,2 小时内进行网络直报,同时以电话或传真等方式报告同级卫生行政部门。

接到突发公共卫生事件相关信息报告的卫生行政部门应当尽快组织有关专家进行现场调查,如确认为实际发生突发公共卫生事件,应根据不同的级别,及时组织采取相应的措施,并在 2 小时内向本级人民政府报告,同时向上一级人民政府卫生行政部门报告,如尚未达到突发公共卫生事件标准的,由专业防治机构密切跟踪事态发展,随时报告事态变化情况。

4. 制定依据 《突发公共卫生事件与传染病疫情监测信息报告管理办法》(卫生部第 37 号令),《卫生部关于修改〈突发公共卫生事件与传染病疫情监测信息报告管理办法〉的通知》(卫疾控发〔2006〕332 号)。

(二)突发公共事件紧急医学救援的信息报告

1. 报告范围和标准 对涉及 10 人及以上人员伤亡的事件,各地急救中心和各级各类医疗机构在接到报告或在收治伤员并初步确认后,应当立即向所在地卫生行政部门和上级卫生行政部门报告基本情况,并及时续报。

地方各级卫生行政部门在接到特别重大、重大级别突发公共事件或在敏感时期、敏感地区、敏感人群发生的突发公共事件医学救援信息时,应当立即同时向同级人民政府和上一级卫生行政部门报告,在紧急情况下,可先以电话或短信的形式报告简要情况,再进行书面报告。

较大、一般级别的突发公共事件医疗救援信息报告按照相关预案和规定执行。医疗救援信息报告内容重点包括突发公共事件发生时间、地点、致伤人数和医疗救治工作情况及需要提供的支持援助等,突发公共事件的级别、事件原因、现场死亡人数、事件伤员身份等非医学救援紧密相关信息可暂不涉及。

2. 报告形式和内容 采取初次报告、进程报告和终结报告的形式报送紧急医疗救援信息。

初次报告内容应当包括:事件发生时间、地点、事件类别、医疗机构接诊和收治伤病员人数及伤情分类,已采取的医学救援措施,是否需要上级卫生行政部门支持等。

进程报告应当包括:伤病员门诊留观和住院治疗人数、伤情分级及转归、在不同医院的分布情况,进一步的医学救援措施等。

终结报告应当包括:突发公共事件伤病总体情况、紧急医疗救援工作整体开展情况、问题与经验教训、改进措施和建议等内容。各地、各单位报告可结合实际情况,采取工作简报、信息专报、专题报告等多种形式,简化程序,快速报送突发公共事件紧急医疗救援信息。

初次报告和伤病情每日统计报告可以固定表格形式报送。特别重大和重大突发公共事件发生后,在伤员病情尚未稳定的应急救治阶段,应当每日报告医疗救治信息。

3. 制定依据 《卫生部办公厅关于做好突发公共事件紧急医疗救援信息报告工作的通知》(卫办应急发〔2011〕117 号)。

四、建设风险沟通信息基础数据库

建设风险沟通信息基础数据库,就是对涉及突发公共事件应急处置的法律法规、现有应急资源、历史突发公共事件应急处置案例等信息就行全方位的收集,以满足风险沟通工作对政策法规和历史经验信息的需求。建设风险沟通信息基础数据库的建设要强调全面性和准确性。一个完整的风险沟通信息基础数据库应该至少包括以下几个主要的方面:

（一）法律法规和政策信息数据库

主要收集国家、地方、行业各种应急管理法律、法规和规章，如《国家安全法》、《突发公共卫生事件应急条例》、《国家突发公共卫生事件总体应急预案》、《中华人民共和国突发公共事件应对法》、《政府信息公开条例》等。

（二）卫生应急地理信息数据库

主要收集卫生局、医院、疾控中心等卫生行政、医疗卫生机构、卫生应急物资储备库等地理空间数据，以便利用地理信息系统，以地图方式可视化的展现突发公共事件现场的地理、地貌、建筑、道路、交通、人口分布，以及周围可调用的卫生应急资源等方面的信息。

（三）卫生应急预案数据库

主要收集各种突发公共事件应急预案、卫生应急专项预案、各种单项卫生应急预案、技术方案等，以及卫生应急处置流程等。

（四）卫生应急调度资源数据库

主要收集卫生应急物资储备、卫生应急队伍、卫生应急器材装备等方面的信息。

（五）历史案例和知识数据库

主要收集国内外历史上发生的突发公共事件应急处置信息以及应对的经验和教训，使用的模型与方案、专家知识、科普知识等信息。

（六）媒体记者信息数据库

主要收集当地主要媒体记者的信息。

（七）舆情信息数据库

主要收集最近一段时间（1个月或10天等）网络、平面媒体、电视广播等媒体关注，以及群众关心、政府重视的突发重点和热点事件。

第三节　风险沟通信息的处理

突发公共事件风险沟通信息的处理就是将通过各种渠道收集到的原始信息按需要进行梳理，剔除次要的、相互矛盾的信息，整合同类别信息，编辑精炼、准确的信息，然后根据不同的用途，对现有信息资料进行进一步制作，使之有序化、系统化，为应急决策提供强有力的信息支撑，为风险沟通提供信息支持。

一、信息审核

信息审核的主要作用是确保信息的科学性、完整性和准确性。接报各种途径获得的突发公共事件信息后，负责风险沟通信息管理的部门应认真阅读，全面审核、筛选，一方面要检查其时间、地点、信息来源、事件起因和性质、基本过程、已造成的后果、影响范围、事件发展趋势、已经采取的措施等要素是否齐全，接报情况不够清楚、要素不全的特别重大、重大和较大突发公共事件信息，应多途径及时核实补充有关内容并按规定范围报送，但事件紧急、性质严重的，可边报告边了解情况，并将后续情况及时报告。另一方面，对疑点较多的信息进行反复考证，将不准确、不可信的信息剔除掉，做到"去伪存真、去粗取精"。

对于需要向大众传播的信息，需要由卫生行政部门应急办指定专业机构或部门进行审阅，从而确保信息的科学性、准确性和一致性。

接报突发公共事件信息分级标准中没有列出的信息、发生在敏感时期或敏感地区的突发公共事件信息、有关重要预测预警信息以及可能演化为较大以上突发公共事件信息，要加强分析研判，充分考虑其性质、影响及领导关注程序，可能引发次生、衍生灾害情况等，及时报告有关领导后确定报送范围，按规定报送。

接报其他渠道报告的重要突发公共事件信息，要立即向相关单位和事发地区核实。接报多个单位同时报告同一事件信息，原则上合并报送。但要特别注意有关数据是否有不同或存在冲突。

二、信息研判

突发公共事件发生后，与之相关的信息数量庞大、信息范围广泛、信息的流动速度快、信息真假混乱鱼龙混杂。有关部门应该在收集到这些信息后，第一时间调用基础信息数据库的信息，在典型的历史案例中寻找相似情况的案例，对目前发生的突发公共事件进行分级，并结合以往可靠的信息数据作出研判。

突发公共事件信息、趋势研判主要包括可能发生的突发公共事件类别、起始时间、影响范围、警示事项和应对措施等。研判分析按照自然灾害、事故灾难、公共卫生事件和社会安全事件四大类别，实行部门牵头、归类分析、定期报送和集中研判。

信息研判首先由接报的当地卫生业务管理机构（如疾控中心）进行汇总分析突发公共事件隐患和预警信息，作出初步的研判；必要时，由当地卫生行政部门组织相关部门、专业技术人员、专家学者进行会商，对发生突发公共事件的可能性及其可能造成的影响进行研判。认为可能发生重大或者特别重大突发公共事件的，应当立即向上级人民政府报告，并向上级人民政府有关部门和可能受到危害的毗邻或者相关地区的人民政府通报。

信息研判是风险沟通的前提，只要确认可能或已经发生的突发公共事件对公众身体健康、生命安全造成危害的，都要进行必要的风险沟通。

三、信息整理

不同的沟通对象，对突发公共事件相关信息的需求存在一定的差别；同时，根据不同的沟通需要，也要对收集到的突发公共事件相关信息进行进一步整理。因此，信息整理一方面是对整理的突发事件信息本身进行分析，分析信息的来源、新的渠道、信息的受众、信息的内容和信息可能带来的公众反应；另一方面是对突发事件信息相关内容的分析与研究，即对突发事件相关的事实信息、政策法律法规信息和其他相关非正式的信息进行科学研究和分析，得出带有一定总结概括性、预测性和论述性的信息，适用于风险沟通的不同对象、不同时间、不同场合。

（一）针对政府及部门沟通的信息

针对政府及部门的风险沟通信息，应力求信息及时，确保信息的时效性。突发公共事件的应急处置要获得政府及相关部门的重视和支持，就是要及时进行信息的风险沟通，就是说在接到突发公共事件监测或是已经发生的信息，要根据风险评估的结果或是事件分级、分类的相关规定，及时将突发公共事件信息上报政府、通报相关部门。因此，针对政府及部门的风险沟通信息整理，重点应放在信息的时效性上，信息的内容不一定力求完整，可以采取续报、进展报告等形式，将突发公共事件调查处置的相关信息持续进行报告或通报。

整理信息的基本形式有：突发公共事件信息快报、简报、通报等。

（二）针对大众媒体和社会公众沟通的信息

由于社会公众文化水平高低不同，专业背景也不一样，那么对发生的突发公共事件不一定能够准确了解和认知；并且社会公众对突发公共事件信息的需求也不一样，所以，针对社会公众沟通的信息的审核，重点应放在突发公共事件防控知识的宣传和政府控制突发公共事件采取的措施，使得社会公众对突发公共事件的危害及防护有充分的了解，也强化社会公众对政府控制突发公共事件的信心。

具体来说，审核针对社会公众沟通的信息，应注意以下几方面：

（1）判断事件对公众的影响：明确事件对公众健康可能会带来的影响、涉及的人群与范围、引起公众恐慌的主要原因以及事件的可控制程度。

（2）及时公布突发公共事件真实信息：当事实基本清楚时，发布事实，当事态不明朗，表明政府部门的态度，把人民群众的健康放在第一位，展示维护公众健康坚持不懈的态度，从而让公众获得安全感。

（3）公众怎样来保护个人健康：如何保护自身及家人的健康是事件发生后公众最关心的问题。对公众的建议是信息的重要组成部分。这些建议应该是易于执行的，如对于室外毒气泄漏的建议，是尽量待在室内，用被单等蒙住口鼻，等待救援。

（4）卫生行政部门将采取哪些措施来防止类似事件发生。

（5）向公众表达同情或关注：对于因突发公共事件而受影响的公众适当表达人文关怀，易于获得公众理解支持及事件的迅速处理。

（6）告知下一次信息发布的时间：这有助于帮助公众了解信息的进展是动态的，让公众对事件保持适度关注，有助于事态的有效控制。

整理信息的基本形式主要有：事件涉及病因的公众防控知识、事件处置信息新闻通稿、新闻发布通稿、专家采访通稿、记者现场采访通稿等。针对社会公众沟通的信息，可以通过对照快速核对一览表（表3-1）核对整理的信息基本要素是否有缺失。

表3-1　进行公众应急风险沟通快速一览表

风险沟通的内容	包含	
	是	否
1. 信息（如新闻发布、每日报告）中的语言是否体现了尊重和关心？		
2. 是否拥有一个可以用来帮助你了解公众对突发公共事件需求的系统？		
信息中是否包含了公众关心的内容？		
3. 是否与其他部门联合对新信息的时间性和内容进行了协调？		
4. 报告是否满足了公众对以下问题的信息需求？		
什么是危害健康的因素？		
如何对人构成伤害？		
怎样才能知道自己是否已经显露于危险因素之中？		
临床症状和体征是怎样的？（长期/短期）		
如何进行自我保护（如何保护我的家人）？		
事件是如何进行处理的？		

续表

风险沟通的内容	包含	
	是	否
我可以从哪里获取更多的信息？		
这种事件还会有第二次发生的可能吗？		
谁应对此事件负责？		
什么时间可以安全？		
5. 信息是否做到：		
简单的语言，而不是行业或专业术语。		
简单的句型。		
一条信息内包含的概念不多于3个。		
去除不必要的修饰和说明。		
使用图表。		
6. 是否让公众意识到，随着事件的发展信息是会发生变化的？		
7. 是否提示现在的建议只是阶段性的，随着事件的发展会随时告知的？		
8. 是否告知公众有关情况有所不知，但正在寻求答案？		
9. 信息是否通过下述方法建立信任：		
对受害者表示关心。		
表达对找到快速解决方案的决定和愿望。		
尽可能坦率地解释问题处理的过程。		
对公众关注的问题表示尊重。		
对他们的恐惧表示理解。		
10. 通过让公众参与，提高公众对事件的控制感。		
象征性行动。		
准备行动。		
三步行动计划，即必须做的、应该做的、能做的。		
11. 提供给新闻媒体的信息是否是他们感兴趣的？		
伤亡人数、目前情况、救治措施。		
财产损失。		
应急反应及救援行动。		
事件所导致的影响（焦虑、压力）。		
12. 提供给新闻媒体的信息是否对他们最可能提出的问题进行了回答？		
发生了什么？		
谁负责处理？		
局面被控制了吗？		
受害者得到妥善处理了吗？		
对事件的发展是怎么判断的？		
我们应该做些什么？		
为什么会发生这样事件？		
你做预警了吗？		

四、信息释放

信息释放就是风险沟通的正式实施，将突发公共事件的信息通过针对不同的对象、不同的途径、多种形式进行沟通。

（一）主动公开

建立健全信息主动公开制度。自 2003 年的抗击 SARS 疫情以来，无数的经验表明，突发公共事件应对处理的顺畅与相关信息的公开透明程度密切相关——公开透明程度越高，应对处理就越顺畅、社会情绪也就越稳定；相反，则必然徒添周折、滋扰。在突发公共事件刚刚暴发的时候，往往是人们对信息需求量最大的时候，如果掌握信息的政府部门不及时主动公开信息，各种流言就会成为官方新闻的代用品，纠正就是一件事倍功半的工作。可见，突发公共事件发生后，政府能否在第一时间将突发公共事件信息全面、准确地告知公众，对于稳定公众心态、动员公众力量具有重要的现实意义。

（二）多元释放

突发公共事件发生后，传统的信息传播渠道可能会出现堵塞或不畅，因此在风险沟通的过程中，要注意信息释放渠道的多元化。并且，由于城乡居民、不同文化的公众，他们在获得信息的渠道上也往往有一定的差异。因此，也需要我们风险沟通形式要多元化，提高风险沟通的针对性和效果。

（三）滚动发布

要不断有信息发布，报告事件的最新进展情况和调查得到的最新事实。

在事件最初情况还不完全、明朗的情况下，可以将现有已经掌握的情况发布出去，说明政府相关部门正在做出努力，以赢得公众的理解。然后，随着调查的深入，及时公开所知道的所有信息。

（四）加强反馈

建立风险沟通信息的反馈机制，要以公众为中心，要尊重公众的意愿，要切实对公众反馈的信息认真进行处理，虚心接受公众的意见、建议与监督，及时了解决策执行的情况，发现突发公共事件处理过程中存在的问题，适时调整和完善决策内容，规范并改进突发公共事件的处理方式与方法，从而进一步提高处理突发公共事件的能力。

第四章 »

风险沟通计划

风险沟通并非在突发公共卫生事件已然来临时的紧急合作,而是基于常态的机制搭建和运行、方案制定与完善等常规工作下的有序、有力的沟通和应对。目前,国家和各省(自治区、直辖市)制定、完善了突发公共卫生事件应急预案,并针对不同类型的突发公共事件制订了专项预案。卫生应急风险沟通方案包括两个方面,一方面是在原有突发公共卫生事件应急预案中增加风险沟通的内容;另一方面是根据风险沟通工作的内容和特点,制订专门的卫生应急风险沟通计划。结合实际情况,制订出覆盖突发公共事件各个阶段的风险沟通目标以及实现目标的途径和方法,可以提高风险沟通工作的系统性、科学性、针对性和有效性。

第一节 原 则

在事件发生前,针对不同类别的事件和事件发生的不同阶段,制订突发公共卫生事件风险沟通计划,建立风险沟通组织体系,明确各自职责,确定不同的信息公开和传播途径及方式,以便在突发公共卫生事件发生时有条不紊地开展风险沟通工作。

当突发公共卫生事件发生时,按照国家、国家卫生计生委、各地政府部门的规定和要求,在原先组建的风险沟通小组的基础上,根据事件的性质和级别,确定风险沟通小组成员,同时启动风险沟通计划。负责突发公共卫生事件处置的部门将消息通报各相关部门,按事件级别判断哪些部门加入,并讨论信息发布的途径及方式,根据事件的发展研究确定信息传播的策略和力度。

一个有效的风险沟通计划,必须解决以下四个问题:谁来沟通、向谁沟通、沟通什么、通过什么渠道沟通。针对这四个问题,在风险沟通方案的制订中需要把握以下几项原则。

一是协调原则。在解决"谁来沟通"问题上,也就是在风险沟通主体的确定上,必须把握协调原则,明确各机构在风险沟通中的职责与权限,积极协调各相关部门通力配合,同时最大限度地动员各种社会力量(如相关领域的专家和有影响力的人士)。

二是重点人群原则。在"向谁沟通"中要把握重点人群原则。风险沟通的对象可分为政府、卫生部门内部、相关部门、媒体和公众等。只有对象明确,才能在突发公共卫生事件发生及处置过程中,明确重点沟通人群,根据其需求制订相应信息,从而做到有的放矢,赢得较好的风险沟通效果。

三是差异化原则。在"沟通什么"即沟通内容上要把握差异化原则。不同类别、不同级别、不同阶段的突发事件,沟通对象需要的信息不同,应根据其特点确定相应的重点沟通内容。

四是针对性原则。在沟通渠道上要根据沟通对象的特点把握针对性原则,以目标人群易于接受的方式去沟通,并使用有效沟通方式来覆盖目标人群中的每个人。如对文化知识水平不高,接受信息渠道较少的村民可借助村广播、村民讲堂、宣传单等沟通方式。

第二节　计　划　内　容

一、风险沟通计划的内容

风险沟通计划除了要包括计划制订的背景、目的、依据、工作原则和适应范围等一般性内容外,主要包括以下内容:

(一)风险沟通工作机制

包括横向机制和纵向机制。横向工作机制是指跨部门的风险沟通机制,以保证部门间及时沟通、交换信息。纵向机制是指国家、省、市、县、乡镇、村的纵向信息沟通机制。

(二)风险沟通职能职责

在工作机制中要明确相关部门在风险沟通中的职能职责、信息通报单位和责任人以及信息通报的内容与方式。其职责包括以下内容:

1. 组织协调

(1)指导公众、媒体、伙伴信息发布工作;

(2)评估突发公共卫生事件态势和媒体、公众、相关部门对信息的需求,实施风险沟通计划;

(3)负责相关部门的沟通工作,确保信息的一致性,并确保所发布内容属于自己的职责范围;

(4)及时向部门的负责人及上级领导提供最新材料;

(5)确保和媒体、公众、相关部门的沟通符合风险沟通原则;

(6)负责信息发布前的审核;

(7)确定信息发布的时间,并根据事件的进展进行调整。

2. 媒体引导

(1)面对危机,要评估媒体的需求,并通过每日新闻发布会或更新网站内容等方式满足其需求;

(2)对媒体的要求和询问进行分类;

(3)确保媒体的询问得到适当的答复;

(4)支持新闻发言人;

(5)获取媒体联系方式,保存通话日志;

(6)向媒体提供新闻通稿;

(7)监测舆情;

(8)确保风险沟通意识渗透到由媒体传递给公众的信息中。

3. 公众沟通

(1)设立电话、书信或电子邮件直接回答公众咨询的机制;

(2)组织管理应急处置网站和网页。

4. 引导相关部门的信息

（1）建立与相关部门沟通的机制；

（2）定期召开和相关部门的碰头会；

（3）答复相关部门的咨询并获取反馈信息；

（4）关注相关部门的信息动态变化和报道。

（三）风险沟通工作队伍

一般来说，风险沟通工作队伍应包括以下四个工作小组：一是风险沟通领导小组，主要负责风险沟通工作的统一指挥、总体策划、定期信息发布以及发布内容和发布口径的审批。二是风险沟通信息采编小组，负责定期收集突发事件相关信息和防控工作的最新进展、分析归纳核心信息、根据核心信息制作适宜的传播材料、通过各种沟通方式与各部门、媒体以及专业人员进行信息沟通。三是风险沟通专家组，负责为信息沟通提供技术支持，包括从技术角度审核风险沟通的信息和材料。四是风险沟通综合协调组，负责协助风险沟通领导小组进行综合协调工作，同时协调后勤保障的具体工作。

（四）联络员名单

具体包括各相关职能部门联络人名单、各卫生部门联络人名单、相关媒体联络人名单、事件发生地基层干部联络人名单。建立完善的联络员名单能够使相关信息及时传播给目标人群，使政府的防控策略与措施能够在社会各个层面得到配合与落实，同时，也能把风险沟通的效果及时反馈到指挥机构。

（五）信息处理与发布流程

有效的风险沟通需要有明确、有序的信息采集、编辑与审核、发布与散发的流程。在计划中要确定每个流程的责任及权限、信息处理的时限、信息发布或发散前的审核程序，以确保风险沟通相关信息能够准确、及时、有效地发布与传播。在信息的准备上要针对普通公众、特殊暴露人群、医疗卫生专业人员、政府相关部门的管理者，分别设计有重点和有针对性的信息。同时注意提炼出核心信息，也就是沟通者认为最重要的、希望成为媒体报道的主要内容、并被公众重点了解的信息。

（六）风险沟通渠道

结合突发事件的特点和本地实际情况，选择好可以利用的人际渠道、小众渠道、社会与场所渠道、组织传播和大众媒介等五种传统沟通渠道，同时积极利用建立在数字和网络技术基础上的如网站、微博、手机短信等新媒体的力量，增强风险沟通的交互性和及时性，提高风险沟通的效果。在沟通渠道的选择上，要实现对目标人群尽可能完全的覆盖，以及对同一个体多渠道的、反复的信息强化。

（七）风险沟通阶段性计划

在计划中要根据风险沟通五个阶段的特点，制定出每个阶段的风险沟通目标、重点人群、工作措施、重点沟通信息，并通过动态评估掌握计划实施的效果，及时调整和完善风险沟通计划。

二、风险沟通计划的基本要素

一个有效的风险沟通计划应包含以下要素：

1. 制定风险沟通计划并经过有关部门批准，以正式文件下发。

2. 明确有关职能部门和机构的风险沟通职责,落实信息的收集、整理、分析、报送等各项任务的分工。卫生系统内部通常应包括卫生应急办、疾控中心、健康教育中心(所)、新闻中心(办)、相关医疗机构、专家组和现场处置队伍。

3. 建立包含工作人员电话、手机、电子邮箱地址等内容的完善的24小时联系方式,确保联系渠道畅通和信息资料的顺畅传递。

4. 明确信息的核查和报批程序,这些程序包括:

(1)向有关部门和机构通报情况,要求他们帮助核查信息;

(2)必要时启动迅速核查信息的快速通道;

(3)启动应急沟通协调的会议制度,包括必要时采用视频会议系统等;

(4)明确内部信息快速报送的工作职责和程序;

(5)向所有参与应急处置的部门和机构通报相关信息,确保信息互通和行动协调一致。

5. 由授权发布的部门向媒体和公众发布信息(如新闻办)。新闻通稿要经过职能部门核稿和分管领导审批。

6. 设立公共卫生事件的新闻发言人。

7. 建立当地和驻地媒体及记者详细完善的联系通讯录,并及时更新。

8. 建立与有关部门应急风险沟通联动工作机制,明确各自职责和协商方式以及程序,明确启动应急风险联动工作机制的时机和条件。

9. 通过政府应急指挥部门争取必要的应急保障资源(人、财、物),用于应急期间管理公众信息和引导媒体舆论活动。

10. 建立应急信息发布方式和发布渠道。

11. 建立信息反馈机制。可以直接获取沟通对象的反馈信息,也可以通过媒体、社区领导、居民、志愿者等间接获取反馈信息。

第三节 各阶段沟通要点

一、事件前期

(一)阶段特点

此阶段事件尚未发生,风险因子尚未产生,或有可能在进行发生量变的积累,或风险已发生但不明显。有时,突发事件的征兆不断出现,但未造成损害或损害很小。该阶段普遍缺乏警惕性,难以区分征兆性质,需保持清醒头脑和高度警惕,并采取适当行动。如重大传染病疫情已经在国外或者本地以外区域出现,尚未发生本地病例,但传播可能性极大,必须进行应急响应,采取疫情防控措施。

(二)主要工作

1. 做好计划;

2. 建立风险沟通工作机制;

3. 确定风险沟通对象和沟通渠道;

4. 确定信息处理与发布流程,并开发传播材料,设计信息。

(三)重点措施

1. **核实情况** 评估可能遭遇的突发事件的类型;向相关领域专家了解突发事件可能给

公众健康带来的威胁；随时了解突发事件的最新进展。

2. 建立风险沟通工作机制和工作队伍 建立跨部门的横向沟通机制，保证部门间及时沟通、交换信息，确保工作顺利、流畅、有效率；建立跨地区的横向沟通机制，以政府为主导，建立国家、省、市及县、镇、村纵向信息沟通机制，实现信息联动与信息共享；建立信息通报机制（在风险沟通领导小组统一领导下，根据实际情况，实行定期通报和随时通报制度）。建立风险沟通工作队伍，包括风险沟通领导小组、风险沟通信息采编小组、现场风险沟通专家组、风险沟通综合协调组等，并确定新闻发言人及工作机制。

3. 建立联络人名单 建立起各相关职能部门和相关社会团体、民间组织负责人、专家和关键联络人的名单；确定好信息发布的主要媒体，建立其媒体联络人名单。

4. 确定好沟通渠道 结合本地实际情况和目标人群，确定拟使用的沟通和传播渠道。风险沟通渠道一般分以下几类：

（1）人际渠道：会议、培训、研讨、医患沟通、街头咨询、热线电话、居民讲座等。

（2）受众渠道：简报、电子邮件、传单、手册、宣传画、公共场所电子显示屏、门诊电视、远程教育等。

（3）社区与场所渠道：居民社区、学校、医院、广场、交通枢纽（火车站、汽车站、机场、码头）等。

（4）组织渠道：内部文件、会议纪要、备忘录、简报、内部网站等。

（5）大众媒介：报纸、电视、广播、官方网站、微博、交流社区、聊天工具、手机短信等。

5. 确定信息处理与发布流程 包括信息的采集、编辑、审核、发布和发散的程序。

6. 设计信息 对突发事件可能出现的问题进行合理的预测，并寻求初步解答或写下待回答问题清单。根据普通公众、卫生专业人员、政府相关部门的管理者等不同的对象设定不同的风险沟通重点信息内容。

7. 进行初步的风险监测与研判 定期搜索、分析当地门户网站、论坛、热线、报刊发布的突发事件信息，或通过电话调查、网络调查、目标人群访谈等进行监测。

二、初始阶段

（一）阶段特点

此阶段事件急速发展、严峻态势出现，强度上事态逐渐升级，引起越来越多的媒体注意和社会普遍关注，对当前社会状态产生冲击，影响到了社会正常生产生活秩序。此阶段的风险沟通工作特点是需要提供简单、可靠、可查、一致和及时的信息。初始阶段往往是媒体强烈感兴趣的时期。但是，此时信息通常又是不完整的，事实相关信息是分散的。重要的是要认识到，卫生部门如果不能提供信息，媒体从其他渠道得到的信息往往是不准确的。卫生应急人员需要及时了解事件发生的基本情况，确定需要解决和应对的问题，并在核实事件真实情况下尽可能快地进行沟通，发布相关信息。

（二）主要工作

1. 快速、客观、简单明了的通报事件和解释风险；

2. 在公众中建立和维护沟通组织和新闻发言人的信誉；

3. 向公众提供应对突发事件的措施与建议，提供获取相关信息的渠道；

4. 向利益相关者和公众承诺将根据事态的发展持续沟通并及时公布信息。

（三）重点措施

1. 进行风险判定与应急响应 事件发生后，最初的风险评估至关重要，可以利用《危机强度判定一览表》对风险强度进行测评，根据测评结果，按照《推荐响应计划一览表》选择应急响应计划。随着事件的进展，根据最新信息开展第二次风险判定，判定工作需要不断进行。

2. 确定风险监测和预警方法 动态监测目标人群反馈及媒体发布的信息，以确定对目标群体信息需求、沟通中存在的问题、公众认识误区、集中的意见及担心的问题、流言及舆论导向，以指导风险沟通工作。采取能及时快捷的送达到风险沟通领导小组的预警方式，如短信、电话、内部文件或内部工作网络等渠道，做到随时发现、随时报告、快速反应。编制风险监测及预警情况报告定期上报给风险沟通领导小组或主要决策者，上报周期根据事件发生情况动态决定。报告内容应包括风险监测情况概述、舆情监测情况（包括舆情走势、媒体报道主体部分、报道关键词、新闻及网络论坛焦点文章及主要内容、观点等）、热线电话的民意反馈情况、风险级别的初步评估与行动建议等。

3. 信息编写与发送 开发保护公众健康的信息，告诉公众如何进行自我保护；开发告知公众和相关部门我们所采取的应对措施和所开展的协调工作信息，介绍政府用来防控健康威胁所采取的措施，表达卫生部门对公众的同情；对媒体可能提出的问题进行预测并准备相应的答案；对所有信息的准确性进行核实；获得信息上报、通报和发布的授权。

4. 针对不同的沟通对象采取不同的沟通措施 针对媒体要尽早、正确、可信和给出事实，即尽早在媒体上发布声明，表明你的机构已经意识到事件的发生，并积极参与应对；要进行媒体舆情监测，发现那些必须被纠正的错误信息；要告诉媒体什么时候、在哪里可以获得来自你机构的最新信息；要以事实为依据，确保相关部门和机构与你提供的信息保持一致。针对公众，要立即开通、公布咨询事件相关信息的热线电话号码；以最初在媒体上发布的声明为基础，通过其他渠道（网络、社区板报、热线电话、传单、会议等）向公众发布；指引公众到其他可靠的信息提供者那里获取相关信息；告知公众你的机构有应对突发事件的应急预案和程序；通过舆情监测掌握公众的关注点、舆论趋势和谣言。针对相关部门和合作伙伴要及时建立好内部沟通渠道和信息共享的机制，并获取他们的支持。

三、持续阶段

（一）阶段特点

此阶段为事件中期阶段，人们明显感知到事件造成了人力、物力损失。随着突发事件的发展，媒体将持续关注该事件，同时，有可能发生意外、谣言等，都将进一步加大与风险沟通需求。卫生行政部门应及时组织专家、专业人士公开发表意见，对谣言、流言、不同的声音等作出回应。此阶段，保持主渠道信息的畅通，以及加强与媒体的紧密协调是非常重要的；应做好舆情监测，及时评估和应对。

（二）主要工作

1. 向公众提供相关信息，帮助公众更准确地理解自己所面临的风险；

2. 向公众解释所采取的突发事件应对措施的理由；

3. 获得公众对突发事件应对措施的理解与支持；

4. 收集和听取利益相关者及公众的反馈意见，纠正不恰当或错误的信息，并对沟通信息进行补充和完善；

5. 帮助公众正确认识风险,权衡利弊,做出自身的健康选择。

（三）重点措施

1. **对事件进行连续评估** 按照确定的风险监测方法,持续监测沟通活动的效果,通过多种渠道了解公众关心的问题、是否出现谣言、宣传教育的效果和群众的反馈意见等。根据评估效果纠正不恰当和错误的信息,进一步调整和完善沟通信息与沟通措施。

2. **进行媒体集中宣传** 在充分了解媒体对突发事件应对措施关注点的前提下,开展媒体集中宣传活动。积极与媒体合作,及时、准确、有效地将应对突发事件的相关情况告知全社会,为应对突发事件的相关措施顺利实施营造有利的舆论氛围。要尽可能地争取媒体的理解和信赖,进而赢得公众的配合和支持。

3. **开展危机传播** 围绕已经发生的、必将危害到公众或社会共同利益的危机事件进行沟通,通过及时有效的信息发布和沟通措施,促进危机尽快解决并降低危机对公众的负面影响。重点是解释突发事件应对措施的含义和采取这些措施的原因,分享有关措施取得成功的例子,对被采取相关限制行为的公众表示理解与同情,尽力减少他们的不满与愤怒。

4. **持续开展健康教育** 健康教育贯穿到突发事件的各个阶段,这一时期的健康教育要让公众更准确地理解他们所面临的风险,帮助公众积极开展保护自身健康的活动。

四、平息阶段

（一）阶段特点

此阶段为事件的后期阶段,事件得到初步控制,造成的危害逐步减小,群体性的心理恐慌逐渐消除。随着突发公共事件的解决,社会秩序将恢复常态。这个阶段的特点是公共/媒体的兴趣减少。事件一旦解决,反映强烈的媒体不再聚焦此事件处理情况。此时,则是医疗卫生机构开展健康教育最佳时期,如开展公众健康教育活动。有研究表明,社区通常是灾难发生后开展风险规避和健康教育最直接的、最敏感的场所。

（二）主要工作

1. 评估沟通措施的实施效果,总结经验教训并加以改进;
2. 提高公众应对类似突发事件的能力;
3. 提高公众支持和配合公共卫生政策与措施的意识;
4. 提高相关部门风险沟通与合作能力。

（三）重点措施

1. **进行整体效果评估** 包括整体沟通效果、大众沟通效果和媒体沟通效果等方面的评估,主要是评估发布者的信息与接受者的需求是否匹配、是否存在传播障碍、目标人群掌握相关核心信息的情况,以及沟通对象的满意度等。按照确定的评估内容与指标,通过抽样调查、访谈、舆情监测等方法收集信息资料,并形成评估报告。

2. **修改完善计划** 针对风险沟通中的成功经验和暴露的问题,进一步修改风险沟通计划,完善风险沟通机制。针对工作人员在风险沟通工作中的不足,按照修改后的计划,提供相应的培训。

3. **开展大众健康教育** 结合所发生的突发事件,开展有针对性的健康教育,提高对公共卫生政策与措施的支持度,消除或减轻影响健康的风险因素。

第五章 ≫

媒体是与公众进行有效沟通的重要渠道。突发公共卫生事件发生后，信息迅速传播，大众急切关注，媒体会快速需求各个方面的信息，突发公共卫生事件处理部门应该及时与媒体沟通，传播真实的主流信息，引导大众科学防控疾病。如果不能很好地开展媒体沟通，非主流信息甚至谣言就有可能大行其道，造成公众心理恐慌，或对政府部门所采取的措施不配合、不理解，从而不利于突发公共卫生事件的处置。对于突发公共卫生事件的处置来说，了解媒体特性，主动与媒体进行有效的沟通，合理利用媒体，可以对事件的处置起到事半功倍的效果。

第一节 概　　述

一、媒体

媒体是指传播信息的媒介，通俗的说就是宣传的载体或平台，能为信息的传播提供平台。我们这里主要说的是新闻媒体，亦称大众媒体。大众媒体是一座可以互传信息的桥梁，我们通过这个桥梁发出和接纳信息。在现代社会里，每一个人都是媒体产品的创造者和使用者，特别是卫生应急工作者，在突发公共卫生事件的处理过程中媒体沟通的作用尤为重要，良好的沟通是顺利处理突发公共卫生事件的前提，但若沟通不好，往往不经意的言行就可能被媒体误读，造成不良后果。媒体具有巨大的传播效应，可以引导舆论的导向，使信息发布事半功倍；媒体的负面报道、不准确的报道都可能造成较大的不良影响。因此，在突发公共卫生事件的处置工作中，了解媒体掌握媒体沟通的技巧具有重要意义。

一般来说，新闻媒体包括报刊、杂志、广播、电视等，随着互联网的兴起，博客、微博等越来越被广泛应用并发挥重要作用，作为"电子媒体"的网络媒体逐渐成为一种新的媒体类型，也称社会化媒体。

（一）报纸

目前报纸仍是传播信息的重要媒体，它具有发行范围广，便于获取、携带、阅读、收藏和查阅，比广播电视的新闻报道更深入，用语更严谨；各类体裁新闻（如硬性消息、调查新闻、人物特写，纪实连载等）门类最为齐全。

但报纸的报道会掺杂更多该报纸或其记者编辑的倾向性；对读者的阅读能力和文化水

平有一定要求，特别是专业性报纸对读者的专业知识、文化背景有较高的要求。

（二）杂志

杂志比报纸采编周期更长，内容覆盖更广泛，报道更深入；常常以封面故事以及封面标题吸引读者，会寻找独特的内容和视角；行业类杂志具有明确的目标读者群。

但由于竞争激烈，杂志倾向于采用独家揭秘和具有攻击性的深度报道风格，相对于报纸，价格更贵，出版周期更长。

（三）电视

电视的时效性比报纸更强，包含各种形式的节目，如新闻播报、现场直播、新闻调查等等；以图像为主，声音为辅，有更强的冲击力，利于演示，更能吸引注意力；对收视观众文化水平要求不高，但受电视栏目编制规定限制，不能像报刊记者那样对事件进行深度报道；图像的使用使得电视不善于报道复杂事件，同时也会降低观众对事物复杂性的认知和对事物的记忆；传递的信息转瞬即逝，如没有特定的存储设备则难以留存；播出时间固定，不便于随时随地收看。

（四）广播

广播的时效性强，侧重新闻和消息等信息的传递；覆盖面广，对听众前期投资要求低，对听众文化水平要求不高；听众可以一心二用，一边听广播一边做其他事，增加收听率和收听时间；自然灾害（如地震）发生时，广播比其他媒体更易发挥作用。

但广播和电视一样，不便于信息留存和记忆；由于听众常常一心二用，因而除非是非常感兴趣的话题，往往关注度不够。

（五）互联网

互联网综合多种媒体的优势，具有时效性，可深度报道，可嵌入视频音频，可实时记录关注度，鼓励受众互动，方便存储信息等。特别是随着我国网民数量的剧增，目前比较普及的微博、博客等，可以激发感兴趣的人主动地贡献和反馈，它模糊了媒体和受众之间的界限；都可以免费参与其中，它们鼓励人们评论，反馈和分享信息；内容在媒体和用户之间双向传播，具有强大的连通性，通过链接，将多种媒体融合到一起。

但是网络媒体要求受众有电脑和网络连接，并具有一定计算机使用知识，因此老年人使用不多；另外互联网上各类信息良莠不齐，错误信息有时比正确信息更具有吸引力。网络是信息科技与媒体产品的紧密结合，是媒体传播市场发展的趋势和方向。

（六）手机

目前，手机的功能越来越多，使用也越来越灵活，"手机报"的出现，将以往只是一个电话的功能，逐步变为一个比较实用的媒体。手机传播的信息具有内容精炼，传播速度快，可同时群发，成本低；有助于点对点群发宣传；可嵌入多种媒体；内容可保存，可随时选择性观看。但手机不利于复杂信息传播，如信息经多次传播，难以辨认信息源。

如今，在突发公共卫生事件发生和处理的过程中，我们无时无刻不在与媒体互动，既是媒体信息的接受者，还是媒体的"信息源"的制造者和传播者，随时将应急事件的信息经过加工后，通过媒体以不同的方式传播出去。

二、媒体与突发公共卫生事件

健康是促进人全面发展的必然要求，历史的发展，社会的进步带来了物质丰富和人们生活水平的不断提高，公众更加关注健康方面的信息，因此突发公共卫生事件发生后，媒体和公众会极其关注事态的发展，需要快速了解事件对健康的影响，因此突发公共卫生事件发生时，媒体往往能第一时间到达现场进行报道。

（一）良好的媒体沟通是处置突发公共卫生事件的需要

在突发公共卫生事件发生时，很多信息需要我们主动通过媒体这座"桥梁"，才能取得向公众传播的最大效果。许多卫生工作者非常熟悉本职工作，而对新闻媒体行业了解不多或是不了解，许多信息难以有效的传播。

媒体的传播效应是许多信息传播形式无法比拟的，媒体需要信息来源，报道和反映的信息越及时、越真实、越准确越好；应急处置人员要熟悉媒体、面对媒体，绝对不能无视媒体、回避媒体，应该积极、主动地与媒体充分地沟通、合作、交流，正确引导媒体的舆论导向；媒体形成的正确的舆论导向，可以促进现场处置工作的开展，媒体的导向作用非常重要。

在突发公共卫生事件的处置过程中，社会与公众对健康的认识、重视和需要，为媒体提供了极大的发展空间，媒体需要及时科学的信息来源，这些信息需要参与事件处置的人员及时提供。社会与公众需要媒体，媒体需要及时的信息，这些给事件处置人员提出了掌握媒体沟通的原则与技巧的要求。

（二）媒体越来越关注突发公共卫生事件的信息

随着大众对健康意识的增强，媒体和公众在获得重大突发卫生事件的信息后，急需进一步了解有关生命健康的技术信息，媒体会越来越关注突发公共卫生事件的信息。一般来说，现场处置人员掌握着大量的、科学的、最新的信息，将这些技术信息快速准确地通过媒体传播给大众，并结合新闻事件扩大传播效果，满足公众的知情需求非常重要，因此参与事件处置的工作人员必须具备媒体沟通的基本素质。

（三）媒体与卫生应急机构是合作共赢关系

媒体拥有巨大的传播力量，可以迅速有效广泛地发布信息，这是卫生应急机构不具备的，但又是快速平息卫生应急事件所必需的。一旦卫生应急机构和媒体建立良好的合作伙伴关系，就可以把这些人们急需的信息快速有效地传播出去，推动突发公共卫生事件的有效处置。

从卫生应急机构的角度出发，最理想的情况是，自己有围绕在身边的媒体伙伴群，可以在需要的时候主动设置议程，迅速发布信息；而从媒体的角度，最理想的状态就是在需要的时候，可以从应急机构获得最新、最准确、最权威的数据、消息和知识。因此，两者还是在合作基础上的共赢关系，这种共赢关系除了有共同目标、可以互相交换的资源外，还应该建立在互相信任的基础上，这种信任关系是在长期突发公共卫生事件的处置中不断磨合而建立起来的。这就需要卫生应急工作者要熟悉和掌握与媒体沟通的基本程序和技巧。

第二节　接受媒体采访

卫生行政部门或医疗卫生机构通过舆情监测，发现有突发公共卫生事件发生的迹象，或者已经发生突发公共卫生事件时，要科学判断媒体舆情对公众的影响，了解媒体对该事件的关注度，媒体报道的完整性，公众的反应情况。同时，确定媒体的关注点，明确事件发生的时间、地点、性质、涉及人员，以及事件发生的原因和危害，事件的进展和趋势，已采取的措施和对公众的防护建议,快速确定进行媒体沟通,确定媒体沟通的方式。突发公共卫生事件的工作组,要根据事件发生的情况,制定初步的沟通方案,选择采取多种方式进行有效的媒体沟通。

一般的媒体沟通方式有两大类:一类是被动地接受媒体记者的采访,如领导或专家接受广播、电视等新闻媒体的采访等;另一类是主动的新闻发布,如发布新闻稿、召开新闻发布会、举办媒体通气会、组织媒体集中采访等。

主动的新闻发布将在下节专门介绍。本节着重介绍被动接受媒体采访的程序、原则与技巧。

一、接受采访的一般程序

在突发公共卫生事件发生时,所有工作人员都可能非常繁忙,但随时都会遇到媒体采访,这时如果不能及时接受或安排采访,不实的信息就可能被快速传播,但接受采访,一定要遵循媒体沟通的一般程序。

一般的采访主要包括:受理采访申请,得到授权,了解媒体的主要需求,选择好采访地点,准备答问口径和核心信息,进行简单的模拟演练,保持良好的形象接受采访,事后还要保持关注。

(一)首先得到授权

一般情况下,应急工作者在接受采访前,必须得到上级领导的授权。另外,应急人员都是以工作人员身份接受记者采访,采访的话题应该限定在授权、业务范围和本人的专业范围之内,不应超越本人的职权、业务和专业背景发表言论。这是代表机构和媒体沟通时需恪守的一条准则。

如果媒体未经上级或有关部门同意直接联系请求采访,接受采访者也不要断然拒绝采访,应该本着友好的态度,向媒体解释,并尽可能协助媒体向有关部门提出采访申请,得到批复后,尽快接受采访。

(二)了解媒体采访的主要需求

无论记者预约还是突然采访,被采访人员都可以先向记者要采访提纲,了解该媒体的采访意图和主要需求,拿到采访提纲后可以从这样几个角度进行相关材料的准备和考虑:

媒体为什么要从这个角度进行报道?

记者计划采访哪些单位,哪些专家?已经采访了哪些人?他们有什么样的观点?

记者准备采访我的这些问题,哪些是我能够回答的,哪些是不能回答的?

对于我能够回答的问题,怎样说能够既科学准确又通俗易懂?

对于我不能回答的问题,能否推荐其他适合回答这一问题的人给记者以帮助?

(三)准备答问口径,提炼核心信息

在接受采访前,要针对记者的采访提纲,邀请相关人员准备好一个简单的答问口径,在接受采访时,按照答问口径与媒体进行沟通交流。

同时,接受采访人员要结合事件的发生与处理进展,提炼出需要告诉记者的核心信息,变被动接受采访为主动提供信息,所谓核心信息,就是希望记者最终在报道里保留的部分。在采访前可以提炼1至3个核心信息,最好不要超过3个。核心信息太多,会造成报道分散、力度减弱的结果。

可以根据记者的采访提纲准备一些背景资料，如果认为采访提纲不足以了解记者的真实需求，可以主动打电话询问记者在预期报道中需要哪方面的事实或数据。这种主动与媒体沟通的姿态会令记者感到其得到了采访对象的认可和尊重，对于此后正式采访的顺利进行发挥意想不到的作用。

（四）了解即将面对的记者

在采访前了解即将面对的记者，也是一项非做不可的工作。要尽可能全面地了解记者的基本信息，因为记者同样在做这样的功课，通常会搜集与你有关的各种信息，对你的基本情况一般都已经基本掌握。

你如果对即将采访你的记者有所了解，或者快速事先通过网络搜索，读一些记者撰写过的报道，并说上一两句赞扬其报道优点的话，对于迅速拉近记者与你的心理距离，会很有帮助。

另外，通过研读记者的报道，可以基本推测出他的报道倾向和专业素养，对于准备答问口径和指定恰当的答问策略也会有所帮助。

（五）选择好采访的地点

通常是会在工作现场或办公室进行，应当保持采访地点的干净、安静和整洁；如果有摄影师一起前来采访，必须事先确定采访和拍摄的地点，最好背景有显示本机构特点的标志等。

（六）采访前进行预演

如果时间允许，尽量在采访前安排一次预演。特别是对于接受电视媒体记者采访前，可以请自己的家人或同事扮演记者和听众，请他们对自己所回答的内容和语音语调给出意见和建议。根据这些意见和建议，及时修订自己的答问口径，并完善自己的表达方式。

（七）自备录音笔

为了保存采访资料，建议接受采访时自备一支录音笔，或者用自己的手机录音功能，将记者的提问和自己的回答都录下来。这样做的好处是自己保存一份原始采访记录，避免出现断章取义或无意识的理解偏差。

对记者要做好这次报道也是一种有力的暗示——实际上是告诉记者不要随意剪接你们的采访，因为你这里已经有了完整的采访记录。

不要担心记者携带录音机，至少录音机可将你的话录下来，避免被对方曲解。

（八）审核稿件

对于比较敏感的话题，在采访稿正式发表前，应要求记者将稿件发给你进行审核确认后再发表，确保报道准确无误，不被歪曲。

（九）事后关注

采访信息报道后，要及时关注媒体和大众对报道情况的反应，分析总结采访中的有关问题，为下次采访活动积累经验。

二、接受采访应遵循的基本原则

一般来说，开始接受媒体采访时，首先要做出简单扼要的自我介绍，然后与记者商量好访谈的议程，在采访过程中要能主动地控制访谈的进程；态度要亲切有礼貌，有耐性，表达信息要精简清晰，答案应明确扼要。在语言使用上要遵循内容真实、可信，专业名词通俗化，切忌过于绝对、不留后路，避免争执，以理服人，尽量少说错话，不回答假设性问题。主要注意以下几个方面：

（一）开诚布公

与媒体打交道的时候最重要的是诚实，信誉是最重要的资产。在突发公共卫生事件的处置过程中，如果因为某种合法的理由不能说出实情，那就最好别说，千万不能说假话。

时刻要谨记，对记者要以诚相待。现代信息社会，信息传播渠道多元，假话迟早会被揭穿，那将会造成另一种性质风险或危机。

（二）积极配合媒体

在接受采访的过程中，要与记者进行很好的交流，积极配合媒体，满足力所能及的要求。语言表达要通俗易懂，不要运用过于专业的术语；给媒体的稿件要简洁而突出重点；不要与记者争论或者失去自制而激动起来；谈论的角度要适当，角度不能太多；积极主动向媒体提供信息和各种新闻素材，及时通报突发公共卫生事件，争取有利的新闻报道。

在实际采访过程中，记者很可能"跑题"，向专家提出的问题超出了预先约定的采访范围。被采访者需要对此迅速进行评估，是否能够回答这种问题，是否属于自己的职责范围。如果不能回答，很坦率地向记者说明原因，他们会表示理解。

（三）紧抓主题，巧妙回避

不要被记者牵着鼻子走，要把内容引向自己熟悉的领域，或采取巧妙的回避。可以说："你提出的问题很有趣也很重要，但是复杂，限于今天的时间，我还是想就原定主题继续谈下去，稍后如果有时间，我愿意再就刚才的问题作出回答。"对于涉密内容事项，要婉言谢绝。

（四）树立良好形象

如果想让记者接受你的观点或事实，首先就要让他接受你这个人，让他信任你、喜欢你。在任何情况下，面对记者时，都要做到客气，使记者感受到尊重，要自信、诚恳和幽默。

即使记者所提的问题不好回答时，也要心平气和，答问后，要仔细倾听，及时纠正讲话中的失误；谈话时要保持谦虚友好的态度，并营造一种良好的氛围。

（五）避免不必要的争执

如果有记者突然造访，千万不要与记者发生冲突，即使对方来者不善，也要认真安排。否则记者正好借题发挥，从他的报道中可以看出你在有意隐瞒什么，这样公众可能对你的信誉产生怀疑。

对待前来采访的记者一定要一视同仁，可以安排专人陪同记者采访，以随时了解采访需求，及时满足其合理的要求，尽量避免有厚此薄彼情况的发生。

记者是保持冷静的高手，有时候，为了得到某种目的，他们懂得怎样刺激非专业的受访者，让他们失去控制，发表不明智的言论或表现得很粗鲁。这时，必须掌握一些技巧：

1. 冷静 应对不友善采访的最佳方式，暂停一下，放慢呼吸，不动怒地回答。除了冷静外，作答时不能表露出愤怒，也不能为本已不太友好的采访增添火药味。

2. 引导 关键是不要将对方直指为充满敌意的"你"，好像把你和他对立起来一样。另外，遇到记者询问负面的问题时，使用阻隔和转折用词更好一些：

（1）这样说并不完全正确，事实上……

（2）在这个问题上，很重要的一点是……

（3）这个观点很有创意，我们可以一起探讨一下。

这样的用词，接下了记者的提问，为自己争取到几秒钟的思考时间，然后继续传达自己的关键信息,不慌不忙地把提前准备的答案说出来。对采访人的敌意,受访者要高姿态、不计较;将注意力放在对公众的事实或信念的传达上,尽量避免任何可能煽动情绪的语言或举止。

切记不要重复记者的负面陈述,否则你会变成说出那句话的人,使用阻隔和转折用词时要很真诚,不要被视为是在逃避问题。

3. **响应** 即使不知道答案,也要有所响应。永远不要回答"没意见"或"没看法",研究显示,65%的人认为,这种答案代表默认,或者想要隐藏事实。建议回答:"我真的没有足够的信息,能立刻给你一个圆满的答案。"至少没有拒绝回答。或者说:"我真的不了解这个部分,但是我所知道的是……",把访问拉回你想要的方向。

三、接受不同媒体采访的注意事项

突发公共卫生事件发生后,要根据事件发生的情况,制订沟通方案,选择采取多种方式进行有效的媒体沟通,针对不同媒体的特殊性,要做好有关细节的处理和准备工作。

(一)电视采访

电视节目既有声音又有图像,具有传播速度快,影响范围广等特点,在接受电视采访时就有更加严格的要求:

1. **准备** 应清楚采访范围和主持人可能提出的问题,列出详细的采访提纲,并就有关问题进行准备。一般应提早到达采访地点,如果是被邀请到电视台演播室进行采访,可能需要化妆以及稍事休息准备,因此要尽量提早30分钟到达现场。

2. **电视录像期间** 接受采访时,态度保持亲切自然,想象你是在朋友家中畅谈,采用简单语句,保持气氛轻松愉快。并注意以下几点:

(1)直视访问者:不要理会摄影机及工作人员的位置;不要自作聪明盯着某部摄影机,因为正在进行拍摄的可能是另外一部;要把注意力放在访问者和所提出的问题上。

(2)控制速度:假如采访情况变得难以应付,应放慢速度,慢慢说话可恢复对采访进程的控制能力,并有助于缓和紧张气氛。

(3)遵守时间:一旦工作人员打手势示意时间已到,应停止说话,简单地复述你的重点信息,作为总结。

(4)结束访谈:当灯光逐渐转暗,保持静止状态,不要说话,等候信号。当听到结束采访的提醒时,才可站起来。

3. **坐姿和着装** 一般在演播室的采访,对坐姿和着装有一些要求:

(1)身躯坐直:不要低头垂肩、没精打采或是左摇右摆。

(2)动作:小动作及坐立不安的举动会扰乱观众的注意力,也会使你看起来紧张不安。

(3)坐姿:坐着时,双腿在足踝相交,双手交叉平放膝上。这种坐姿令你看来轻松自然,也可避免坐的时间过长而腿脚发麻。

(4)穿戴:男士应穿着深色或单色西装和浅色衬衣,不要穿白衬衣或格子图案衣物,选择颜色及图案鲜明的领带,但切忌过分花哨;女士应穿着浅色衣物,套裙或套裤比较适合,不要佩戴过多饰物或长项链。

(5)化妆:一般在演播室采访,无论男女,上镜前都要化妆。男士需要遮盖皮肤上的瑕疵和苍白面容;由于电视台灯光强烈,女士日常化妆不足以满足录像需要。

（6）聆听问题时避免点头：点头令你看来同意主持人的说话，事实也许刚刚相反，但可以做一些简单的记录，以便在回答问题时参考。

（7）避免任何表现紧张和不耐烦的动作：如表情绷紧、脚尖不断踏地以及类似动作，会使你看起来紧张不安。

（二）电台采访

电台主要通过声音来传播信息，接受电台的采访，除了要遵循面对面采访时的原则外，还要更加注意以下原则：

1. 养好嗓子，用合适的音色和音量说话，应简单扼要，咬字清晰，语速放慢。
2. 应以简单易懂为宗旨，避免采用专业名词或术语，少用复杂数字语。
3. 提前准备，保持好的精神状态。
4. 语言尽量浅显易懂、口语化，尽早提出重点信息，重复、重复、再重复你的要点。
5. 注意话筒距离，避免人为噪声。

（三）报刊采访

接受报刊记者的访问是事件中随时可能遇到的采访，你的说话会被他人写成文字而广为发布，人们可以仔细阅读分析，自然容易发现问题，是各种媒体访问中最富挑战性的。

此外，由于报刊访问与电视访问不同，没有刺眼灯光、扩音器或摄影队，只有一名记者，或多加一名摄影师，使你有可能过分松懈，以致出错。以下是接受报刊采访时须注意的事项。

1. **认真准备** 仔细想一想记者可能提出的问题，决定你希望传达的信息。
2. **明确主题** 在答应接受访问前，应问清楚访问范围，以便推敲记者可能提出的问题，预先作好准备。
3. **限定时限** 接受访问时间越长，就越容易提及一些毫不相关甚至是负面的事情。
4. **不要过分松懈** 时刻留神，不要因一时松懈而讲出令自己后悔莫及的言论。
5. **不要提及不能公布的资料** 即使与记者关系非常良好，十分信任对方，也不要提供不打算公布的资料。
6. **随时提供必要的帮助** 在采访稿正式见报前，应向访问你的记者表示，欢迎他（她）随时来电，向你查询更多资料或弄明白不清楚之处，方便记者完成访问稿，可确保见报资料准确无误，并不被歪曲。

（四）电话采访

记者大都希望在最短的时间内得到答案，他们可能会请求专家接受电话采访。

1. **一般不要接受电话采访** 由于电话只能通过声音来交流信息，缺乏真实场景下包括面部表情和行为举止在内的综合信息交流。如果是两个陌生人之间的通话，很可能存在是否适应对方的口音和表述方式的问题。因此在一般情况下，最好不接受电话采访。

2. **妥善回应电话采访** 如果是一个陌生的记者打来电话希望采访，你可以很礼貌地确认记者所在的媒体，请记者留下姓名，建议记者提出采访申请和采访提纲，职业记者会对你的这一回应表示理解。

3. **处理好经过授权必须接受电话采访** 如果情况紧急，有关部门要求必须接受电话采访，首先要清楚记者所在的媒体，并进行核实后才能接受采访，在接受访问过程中，要遵循以下原则：

（1）不要只回答记者提问，应明确提出你希望发表的信息。

（2）要求时间准备：不要立刻接受访问，问清楚截稿日期以及记者提出的问题。留下记者姓名及联系电话，并答应稍后回电。

（3）查证资料：利用上述这段时间尽量搜集有用的资料，以便做好准备，回答记者提问。

（4）提供资料并主导整个访问：不要坐等记者提问，应以亲切友好但又果断自信的态度主动向记者提供资料。

第三节　新闻通稿与新闻发布会

主动发布突发事件的进展和大众关注的有关信息，是媒体沟通的主要原则之一，在突发事件的处置过程中，除了及时接受媒体的采访之外，针对突发事件的处理进展，要主动发布新闻。主动发布的形式一般有发新闻通稿和实时举办新闻发布会。

一、新闻通稿

新闻通稿原本是新闻通讯社的"专利"，通讯社在采访到一些重要新闻以后，会以一种统一的稿件方式发给全国需要稿件的媒体来选择使用或发布，这就叫做通稿。后来，很多组织和机构在对外发布新闻的时候，为了统一宣传口径，也会事先组织一个新闻稿，通过网站直接发布，或者提供给需要的新闻媒体参考使用，这就是我们要说的新闻通稿。在突发公共卫生事件发生和处理的过程中，实时发布新闻通稿，是常用的媒体沟通的方式之一，也是新闻发布会必须准备的材料。

（一）预测媒体问题清单

要准备好新闻通稿，首先必须了解媒体目前急需了解的问题。下列问题是在突发事件发生时媒体、利益相关者、伙伴及公众经常会提出的，要针对这些问题准备相关的新闻通稿。

（1）发生了什么？

（2）为什么会发生？什么原因导致的？

（3）什么时间发生的？在什么地方？

（4）谁应该为此负责？你们承担责任吗？

（5）以前发生过吗？

（6）公众安全吗？

（7）为了保护民众，工作组正在做什么？

（8）是否有人受伤？生病？死亡？他们是谁（姓名）？

（9）有什么要对受害者说？

（10）那里现在危险吗？

（11）是否会对公众带来不便？

（12）下一步打算做什么？

（13）谁负责处理？

（14）受害者得到救助了吗？

（15）是否预见到该事件的发生？

（16）目前及稍后我们对局势应该如何预期？

（17）什么时候能得到更多的信息？

（二）新闻通稿的主要内容

新闻通稿所描述的是单位和机构最想被媒体报道的重点信息。一般来说，新闻通稿仅说清一个新闻事实即可，避免出现多个新闻事实或角度。

新闻通稿应包含六个基本要素：

（1）发生了什么？

（2）什么时间发生的？

（3）什么地点发生的？

（4）这件事与什么人相关？

（5）为什么会发生？

（6）怎么发生的？

在通稿的一开始就把这些问题交代清楚。新闻通稿的篇幅一般不要太长，要确保新闻通稿的内容是最希望传递出的信息。另外，新闻通稿要像真正的新闻报道一样对受众有吸引力。记者一般都比较忙，如果能够帮助他们写出符合口味的新闻稿，记者往往会直接采用，最多只是在一些字句方面的调整，这样对新闻发布会的报道会更加客观、集中、有力。

（三）新闻背景资料

随着社会化媒体的出现，信息需求量大增，单独的一篇新闻通稿有时难以满足所有的媒体发稿需求。因此，在准备新闻通稿的同时，需要准备出信息更加丰富、角度更加多元的新闻背景资料，可以给媒体更多的选择。

新闻背景资料一般是与突发事件相关的有关专业知识，选择好这些专业知识，有助于核心信息的正面传递。在网站等媒体发布时，可以建立一些链接，来满足更多媒体和大众的需求。

二、新闻发布会

新闻发布会一般由政府相关部门组织，往往需要邀请参与现场处置的有关领导和专家参加发布会，并对有关技术问题进行解答和补充。举办新闻发布会有较高的专业要求，在突发事件发生时，新闻发布会应有负责新闻宣传的专业部门举办，相关部门要积极配合。

专门的新闻宣传部门一般都接受过举办新闻发布会的培训，有丰富的工作经验，但卫生应急部门，一般都是卫生专业背景，对举办新闻发布会的很多要求不是十分熟悉，在实际工作中，应当主动学习、了解有关新闻发布会的基本要求，积极配合有关部门适时举办新闻发布会。

（一）准备新闻发布会

召开新闻发布会前，应提出两个问题：准备发布的消息是否具有新闻价值？现有情况下，是否适合向公众传达信息？假如上述两个问题的答案均为肯定的时候，才能召开新闻发布会。

以下是准备新闻发布会的六项基本原则。

1. 写下新闻口径 这是要发表信息的简明摘要。新闻发布会进行期间，可以多次重复该标题，作为题目、总结或在字里行间提及。

2. 核实运用统计数字 记者一般需要引用确实数据，在准备材料时，必须搜集有用的统计数字，支持你的观点。

3. **设计视觉效果** 要多考虑一下,记者需要什么样的画面?画面及图片有助于表达你想要传达的信息并增加见报的机会。

4. **事先提出问题** 初步资料准备好后,要请教媒体相关的专业人员,找出记者可能提出的问题,并为此做好准备。

5. **进行简单彩排** 要求有关工作人员一同彩排,提出模拟的问题,确保个人意见或答案一致。

6. **提前告知有关评论和监测团体** 在新闻发布会举办之前,提前告知有关的评论团体及委托的舆情监测部门,关注新闻发布的效果,以及媒体及大众的反应,及时对新闻发布活动进行评估。

(二)准备好新闻发布会的有关材料

新闻发布会的成功与否,材料的准备非常重要,因为参与突发公共卫生事件的处置人员对事件的发生、发展以及采取的措施等方面非常清楚,许多材料的准备一般由卫生应急人员准备。

新闻发布会的材料分两种:

一种是给新闻发布人员准备的材料,如主持人的主持词、发言人的发言稿、答问参考口径,以及可以用到的数据、背景介绍、展示品等辅助材料。

一种是给现场记者准备的材料,如新闻通稿、新闻事实资料、背景资料、问答资料、专家名单等。

(三)应遵循的原则

卫生应急相关的新闻发布会一般由专门的新闻宣传部门来组织,但新闻发布会的发言人往往由参与突发公共卫生事件的领导或专家来承担,选择发言人要慎重考虑,作为发言人应该做到:熟知突发公共卫生事件的相关政策,发言内容不超越自己的职责范围,要在授权范围内尽量告知真相,保持透明,体现所在部门的职责。

一般应该遵循以下原则:

1. **表示理解同情** 承认他们的恐慌是正常的,而不应对公众说"你们不应该害怕"。

2. **承认不确定性** 承认不确定的事,提供已知的信息,敢说"现在我还不知道,但是我们正在尽力……"。

3. **强调已有措施** 强调已经采取了措施,进一步的信息正在调查之中。

4. **指出负面影响** 提及可能出现的负面结果,让公众知道该如何应对。

5. **表达自己愿望** 发言人可以说:"我希望我们对事件了解得比现在更多,但由于……",或者说:"我希望我们的答案能够更肯定,但是……"。

6. **保持诚实真诚** 大众从发言人得到真实可靠的信息,可以保护政府的信誉,减少大众的恐慌。

7. **让公众有事做** 引导公众采取积极、科学的防护措施,而不是消极等待。

8. **大家同甘共苦** 发言人本身也面临着突发事件的威胁,那么他就具有很强的说服力。

(四)回答提问的基本技巧

领导和专家在新闻发布会上回答记者提问是一场新闻发布会的关键环节,作为突发公共卫生事件处置的专家,应该加强这方面的学习和锻炼,掌握回答提问的基本技巧。

1. 除了前文所述的沟通技巧外,一般还要善于运用以下几方面的技巧。

（1）回答每个问题前要稍做停顿，不要怕沉默。

（2）要对你陈述的事表现出负责任的，尽量让您看起来主动而负责。

（3）尽早说出你最重要的信息，始终围绕要传达的意思，不断重复三个重点，以加深印象，将所有的回答都最终与之联系起来。

（4）先将你的结论和可供记者引用的句子进行陈述，使你要讲的重点被众人了解，然后再用大量事实进行论证。

（5）了解并利用事实，特别是统计资料，记者喜欢用数字充实他们的报道。

（6）强调积极面。如果被问到一个负面的问题，迅速回到先前的正面话题。

（7）对任何错误信息都要及时澄清。

（8）永远不要透露不希望被媒体登载或播报的信息。

（9）如果记者没有把主要的问题提出，要自己提出来。

（10）在采访接近尾声时总结你的重要信息。

2. 回答提问避免做的事情

（1）回答问题过长，过长的回答通常会引起混淆及别人不当的引用。

（2）开玩笑、举止无礼、说谎或吹嘘。

（3）猜测（尤其是对假设性问题）。

（4）公然批评相关部门、上、下级部门或单位及个人。

（5）评论你专业领域以外的事情。

（6）随便假定问题的出发点。

（7）与记者争论。

（8）说"无可奉告"。

（9）打断记者提问。

（五）总结评估

如果条件许可，为了扩大新闻发布会的传播效果，必要时进行现场网络直播，直播的文字要请相关业务部门工作人员现场审核。发布会结束后，要及时将发布会实录报发言人审核，同意后分送各位主管领导，同时上载到有关的网站。发布会后一周内，要搜集国内外媒体对发布会的报道，进行评估和分析，并形成文字材料报有关部门和领导。

对于卫生应急工作领域来说，媒体沟通不是一次性工作，应每一次沟通后进行有效的评估，以确保沟通的效果和能力的不断提高。事件处置后，媒体沟通的工作远没有结束要尽快召集参与人员进行总结，以提高工作水平，开展下一步的媒体沟通工作。

1. 评估需考虑到下列问题

（1）发布的信息是否满足了媒体的报道与群众的需求？

（2）发布的信息得到媒体与公众的正确理解了吗？存在哪些偏差？是否有必要作出更正？

（3）现有信息及传播效果是否能够满足公众/媒介对信息的需求？

（4）向公众和媒体、内部工作人员提供信息的方法有效吗？

（5）所有信息都是及时提供的么？信息发布程序中有些环节花费时间过长吗？

（6）我们的信息发布工作对事件的处置起到促进作用了吗？

2. 交流及改善

媒体沟通工作总结不仅是对此次媒体沟通的评估分析，更重要的还在于交流和改善，以便媒体沟通水平的提高和完善：

（1）按事件和决策编写时间顺序单，汇编和分析媒体报道，把媒体报道情况和发布的观点进行对照分析。

（2）召开总结座谈会，请本次事件的有关部门的工作人员、学科专家、记者、新闻传播专家共同对工作进行全面评估，分析经验和教训。

（3）将评估结果和总结情况在部门内部进行交流。

（4）在对评估和总结进行分析的基础上，撰写论文发表，与更多的同行进行交流。

（5）媒体沟通中的各种材料要进行归档整理，并制作成音像资料以便于查阅和内部交流。

（6）针对时间新闻报道中的成功经验和暴露出的问题，进一步修订信息发布的相关政策、程序及本传播预案。建议主管领导对决策和工作流程进行修改和完善，征得主管领导同意后，重新修订沟通预案中的政策和工作流程。

（7）针对工作人员工作中出现的不足，根据修改和完善的内容，提供相应培训课程，对相关人员进行培训。

第四节　议题管理

议题管理主要是指对那些与突发事件密切联系、容易引起公众关注和争议的问题，进行监测、确认、分析和评估后，采取一系列的方法，对这些问题的发展趋势施加必要的影响。在这个过程中，可以捕捉这些议题所带来的各种机遇，规避、防范这些议题可能给组织带来的风险和危机，使事件朝有利的方向发展。议题管理是突发公共卫生事件媒体沟通过程中的一个重要手段。

一、议题的产生

（一）议题

议题是指大家共同探讨的话题。新的议题是指突发公共事件发生后，各家媒体尚未集中报道，但似乎一旦得到普遍关注就会发展为主要议题的信息，也包括一些具有重要社会影响，但尚未得到证实或澄清的谣言。

（二）新的议题产生

因议题具有公共性、争议性的特征，因此可以引起一般公众的关注和兴趣。

舆论是多数人对于某一事件意见，也可以认为舆论是利害相近的人们对某种事情大体一致的议论。它常常有形无形地构成公众看待问题的"正常的"价值规范和行为规范，并可能进而形成相应的社会风气。它对公众心理的影响主要表现在压力作用和强化作用两个方面。社会舆论往往会对公众个体形成强大压力，导致公众心理趋同倾向。

当今社会已进入互联网时代，信息传播的方式、广度、速度，都是过去任何一个时代无法比拟的。在互联网时代，信息传播速度远比我们想象得要快。想在互联网时代封锁公共事件的消息是非常困难的。网络媒体、手机短信、即时聊天工具、博客、微博等新型传播形式在引导社会舆论方面产生了巨大冲击，传统的"内紧外松"的宣传策略和公共沟通方式显然已不适应新形势和发展的需要。

各类传播媒体，如何适应网络时代信息传播的特点，认识网络舆论的特点和规律，改进突发公共卫生事件信息管理的理念,建立全新的突发事件新闻应对机制,引导和利用舆论是一个新课题。

二、议题管理的意义

议题管理与危机传播相似。但是,在议题管理中,组织完全可以预测即将发生的危机和机会。在某种程度上,组织可以选择最有利的时间点,向利益相关者和公众披露信息和宣布应对危机的解决方案。议题管理的沟通成员该当是议题所涉及的所有组织机构人员,其沟通的目的是说服、解释。

在突发事件处置中,现场抢险、医疗救助、事故调查、后勤保障、善后处理等处置措施都非常关键,事关危机的直接处理和解决,但它的影响往往局限于事件本身。与这些措施相比,舆论引导往往更为重要,因为它影响广泛,不仅事关事故本身的处置,而且事关社会的影响,具体表现在以下三个方面。

(一)有助于事件本身的尽快解决

突发事件发生后,正确引导社会舆论,可以起到广泛的社会动员、社会组织功能,帮助社会各阶层统一认识,明确应对危机工作中面临的困难和应该采取的措施,迅速集结力量,有效开展救助工作,形成有利于政府妥善、高效处理突发公共事件,化危机为转机的舆论氛围。

(二)有助于防范新的事故连锁发生

突发事件是各种矛盾激化的结果,牵一发而动全身,一个突发事件经常导致另一个突发事件或一连串的突发事件的发生。2005 年 11 月 13 日,吉林某厂胺苯车间爆炸引发松花江水污染事件,由于开始政府没公布真相,而是以检修水管的名义下达停水四天的通知,于是社会上出现将要地震的谣言,市民陷入恐慌,抢水、抢食品的人群拥进超市,手机通讯一度"瘫痪",水污染引发了一连串事件不断发生。直到 11 月 23 日,政府公布了事件真相,哈尔滨市政府先后发出了四则公告,安民告示,并将全市的供水时间延长 24 小时,保障市民充足储水,同时打击哄抬物价行为,这才杜绝了水污染事件连锁反应,恢复了正常的生产、生活秩序。

(三)有助于防范此类危机再现

在危机结束后,政府和媒体在对危机全程信息发布报道中,对危机发生的原因、背景,以及应对中的经验、教训等及时进行总结,告知公众,在全社会形成广泛的危机规避和防范意识,降低今后再次发生类似危机的风险。例如,在 2009 年防控甲型 H1N1 流感期间,政府对流感的传播途径及防治措施进行了全面的介绍,对公众所疑惑问题的及时解答,既在很大程度上消除了人们的恐慌心理,增强了人们对防控甲型 H1N1 流感的信心,也为人们以后有效防治卫生疾病等起了重要作用。

三、议题管理的实施

突发事件中的议题容易引起舆论危机。当舆论危机产生的时候,组织的形象、信誉会面临巨大的压力和损害,组织需要动员所有的传播资源去应对和处理。其中议题也是导致舆论危机的一种因素,当某个社会议题对舆论产生了广泛影响的时候,相关的组织必须保持高度的敏感性和关注性,预测和防范可能出现的公共关系危机。

　　议题管理并不意味着影响和改变每一个体和群体的议题，事实上也没有任何人能做到这一点。这就要求组织找到议题管理的核心。因为，议题的发生总会对公众舆论造成广泛影响，因此传统的公共关系手段，在议题管理中都是可以使用的，比如专家评论、专题研讨、媒介宣传、教育引导等。有关专家在监测了近年来发生的典型事件的基础上，得出的初步结论是：危机议题管理的核心是设置媒体议程和影响意见领袖。

　　如果因为议题引发舆论危机，就需要进行危机处理。从议题角度来说，议题引起的危机有两种：一种是可以预测的，本组织可能会面对哪种类型的议题，这些议题会向哪些方向发展，可能会对组织构成什么样的影响？也有一些议题是不能事先预测的，完全是突发性的。无论是哪种危机，有关的单位都需要制订自己的危机管理沟通计划。

第六章 »

公 众 沟 通

所谓公众,是指与特定的公共关系主体相互联系及相互作用的个人、群体或组织的总和,是公共传播沟通对象的总称。突发公共卫生事件风险沟通中,公众是指那些已经觉察到事件的利害关系并已做出某种反应的个人、群体或组织,不包括系统内的成员、媒体和部门间的相关人员。公众直接受到突发公共卫生事件的威胁,是风险沟通的重要对象。公众的风险认知和危机时的心理是影响风险沟通效果的重要因素,有效的公众沟通首先必须在了解目标受众的特征和需求基础上制定核心信息,最后将核心信息通过适宜的形式和渠道进行有针对性的沟通。

第一节 公众风险认知

风险认知是指个体在具体情境下,依赖于个体直觉,在心理、社会和文化等多方面因素影响下对于风险信息传播过程和风险事件本身产生的认识、判断和评价,是测量公众心理恐慌的指标。它涵盖了人们对风险的感知、理解、记忆、评价、反应的整个认知过程。风险认知研究表明公众的风险认知与专家有很大的不同,专家眼中的风险是由风险几率或死亡率等数据估算出来的灾害;而公众眼中的风险,是与个人生活息息相关的"损害"。两者之间的风险认知差距,被认为是造成风险沟通障碍的重要原因。

一、风险认知理论

目前国内外研究公众风险认知的理论主要有心理测量范式、文化理论和社会放大理论。

1. **心理测量范式**　心理测量范式用问卷要求人们评估一系列事件(如吸烟、核能、环境污染、交通事故等)的风险大小;然后再询问他们对每个风险事件各个维度(如自愿性、熟悉性、潜在灾难性、忧虑性、致命性等)的风险进行评估。该理论认为人们的风险判断以及风险的可接受性与风险的定性特征有关,例如,人们主要依据风险的可控性、自愿性、可怕性、组织对人们的安全保护程度、潜在的灾难性、公平性和熟悉性等风险特征对风险进行判断。人们的风险认知的强度和性质与风险事件在头脑"认知地图"中的相对位置有关。

2. **文化理论**　该理论认为知觉风险与文化信仰、社会知识紧密联系。人们对周围事物的感知与判断,在很大程度上决定于社会地位、社会关系、价值标准和文化信仰。在社会生活中,人们均属于一定的群体,而不同的群体、不同的阶层所面临的问题是不一样的,因此人们面临的风险也具有多样性和复杂性，人们所处的文化群体能够通过他们共同的"世界观和意识形态"来部分地解释群体成员的风险认知，并用"文化偏差"和"社会关系"来解释风险认知中存在的差异。该理论详细地阐述了这四种文化类型，即：阶级主义、平等主义、个人主义和宿命主义生活方式。阶级主义者处理事务都依循标准化的流程与规则，他们对风险的认知甚至防范风险的措施全源于规章制度。平等主义者注重平等与公平的价值，他们对于团体的反应有高度的兴趣和认同，不相信由政府或专家所强迫决定的风险。个体主义者多具有企业家精神，倾向于将风险视为一种机会，认为应该接受风险以换取利益。宿命论者对风险的看法是听天由命，全凭运气，不认为自己有控制风险的能力，试着不去知道那些他们认为自己没办法改变的事情。

3. **社会放大理论**　该理论认为，人们对风险事件的社会和经济影响的认识和反应不是直接由风险产生的生物和物理后果决定的，人们的风险认知是在与文化、社会、心理及规章制度等社会要素之间的互动过程中被加强或减弱的。风险放大的根源在于风险的社会经验，包括个人的直接经验和通过接受的关于风险、风险事件和风险管理系统的信息而形成的间接经验。信息渠道同样重要，社会放大通过沟通渠道（新闻媒体、信件、电话、直接交谈等）生产并传输信息。此外，每一个信息接收者也同时参与了放大（或衰减）过程，他们也变成了风险相关信息的放大站。涟漪效应可用来说明这种放大效应。石头激起的涟漪向外扩散，先波及直接受影响的受害者或最先知情的群体，然后接触到下一级机构，在更极端的情况下，还会波及面临同样问题的行业和其他社会领域。

二、影响风险认知的因素

1. **人格特征**　知识经验等个体因素会导致不同的风险认知特点。具有某类人格特征的个体在对风险情景的预测上更为积极或消极，从而会导致不同的行为反应方式。以往的经验，即来自事件结果的反馈会成为个体的行为经验，在一定程度上也会左右其行为反应的方式。

2. **期望水平**　风险情景（期望值）对于个体的风险认知有着参照性的作用。个体对风险的期望值不同，会导致他们对风险的态度差异。当个体的期望低于参照点时，个体处于欲望未获满足的状态，因此会将情景知觉为"损失"的特征；而当个体的期望超出了参照点，个体的欲望已得到了满足，便将情景知觉为"获益"的特征。

3. **事件风险度**　事件风险度会影响个体的风险认知，当个体面对高风险度的事件时，会知觉到较大的风险；当个体面对低风险度的事件时，只会知觉到少许的风险。

4. **风险沟通**　当广泛涉及公众利益的风险事件发生以后，信息的缺乏会引起公众的高度焦虑。同样，人们接收信息的渠道，信息传播的时间顺序、方式和范围都会影响个体的风险认知。如果把突发事件作为"涟漪中心的石头"，则涟漪水波的深度与广度，不仅取决于事件本身的性质，比如，其危害的程度、方式、性质等，同时也取决于在涟漪波及的过程中，公众如何获得相关信息以及如何知觉和解释这些信息。这便是风险认知与风险沟通要探讨的问题。有学者的研究表明风险沟通对风险认知有直接的影响，如果风险沟通的方式不当，极易导致公众认知的偏差。

5. **风险的可控程度**　处在风险情景中的个体，对风险的可控程度影响他们对风险的认知。当个体可以控制他们的行为或事物互动的结果时，个体是属于收益取向的，即重视可能的好处更胜于避免可能的损失；而当个体无法控制结果时，个体是属于损失取向的，即重视可能的损失更胜于可能的好处。

6. 风险的性质 研究发现，人们对发生概率小而死亡率大的事件风险估计过高，而对概率大而死亡率小的事件风险估计过低；对迅即发生、一次性破坏大的风险估计过高，对长期的、潜伏性的风险估计过低。

7. 风险知识 知识结构研究表明，公众对特定风险事件的相关知识如果了解得比较全面，对该事件结果的认知能够客观地知觉，或者能够接受多个而不是单一方面的信息，并能够辩证地看待和评价风险事件对自己和社会的影响以及有适当的行为反应，比如，能够为消除或降低整个社会的受害程度而从事一些公益性的事情，那么，这样的个体能够更理性地对待风险事件。

风险认知与突发事件时发生的心理恐慌存在相互影响。非理性的风险认知会导致人们不恰当的心理恐慌。而当人们面临突发性灾难时，会感觉受到不同程度的威胁，容易产生害怕、担忧、恐慌等情绪，导致人们对信息的选择和认知发生偏差，对风险性质不同信息的辨别发生错误。不良印象一旦形成，就会异乎寻常的持久，而且倾向于用它来构造其后的解释，那些先入为主的刻板印象可能成为人们下一步认知与判断的基础。这就导致风险沟通机构在给出新的澄清事实的证据时，"顽固"的公众会对新证据进行筛选，与固有信念一致的证据得以采纳，反面的证据则被视为狡辩和托词而遭拒绝。此外，对于涉及复杂技术或专业知识的风险问题，一般公众由于专业知识的欠缺，也可能在风险认知中表现出过度的反应，表现为怀疑信息的真实性，甚至拒绝接受而固执于自己的认识。

第二节 危机公众心理

任何突发公共事件一定会影响到公众的心理，而公众的心理行为反过来又会对事件的发展产生巨大的影响。在事件处置时期，相关政府部门尤其需要了解突发公共事件中的公众心理，并通过科学的发布风险信息来减轻和化解社会心理压力，引导公众正确地认知风险，同时对产生严重心理危机的人员进行心理干预。

突发公共事件具有发生突然，难以预料，危害大且影响广泛等特点，民众受知识、经验以及认知能力的限制，在有限的时间和资源的约束下，失去了正常情况下的判断能力和理性思考能力，产生相应的心理应激行为，形成个体心理恐慌，并由于人为因素的影响，可迅速在社会范围内传播扩散，形成群体心理恐慌。同时，在这种突发公共事件中，个体包括无论是灾难的幸存者、现场的救援人员，甚至是通过媒体报道目睹灾难发生的普通民众都面临重大的应激，形成心理危机，引发个体出现一系列与应激有关的心理障碍。

一、突发公共事件导致的心理恐慌

（一）心理恐慌的表现

心理恐慌是指突发事件发生后人们在面对想象或现实的威胁时所产生的特定心理反应，是人们在认知失调状态下形成的一种复合情绪体验，它以持续性的心理恐慌、恐惧为主要特征。人们在这种心理的支配下往往会做出一些不合理、不合作的行为。

在突发事件前期，由于权威正确的信息无法及时获知，真相不明，而有限的信息在传播过程中出现歪曲,民间传言和谣言迅速传播,导致公众出现非理性的恐慌情绪。突发事件导致的心理恐慌可以分为两种类型:个体恐慌和群体恐慌。

个体恐慌是个体面对强大压力(如各类灾难事件)时所产生的、较为严重的消极反应状态,是一种较强烈的负性情绪体验和与其相伴随的非理性行为。恐慌情绪表现为害怕、紧张、烦躁、警觉性高、不安预感、敌意、易激惹,担心自己及家人安全、疑病;在生理方面伴有失眠、噩梦、易醒、容易疲倦、呼吸困难、窒息感、发抖、容易出汗、消化不良、口干等躯体症状;在认知方面出现反应迟钝、逻辑混乱、暗示性增高;行为上导致不知所措、逃避和退缩、依赖性强、强迫洗手和消毒,或盲从行为,进而可能做出哄抢、排斥、攻击、伤害等社会性非理性行为。

群体恐慌是在强大压力(威胁人们生命财产)下产生的群体社会行为相对失控现象。个体恐慌心理产生后,会通过自身语言、表情、动作以及手机、网络把恐慌信息传播给他人。由于引起恐慌的事件会威胁每一个人,所以,这一恐慌可以在人群中迅速传播,并很快成为群体性恐慌,而群体的恐慌更会加剧个体的恐慌。在信息不明和不知所措情况下,群情惶惶,往往首先选择逃避行为,逃离事件发生的所在区域,社会组织者对群体行为的控制力相对下降;部分民众出现集体抢购、大量储备食品、药物、防护用品。还会导致迷信行为、愚昧原始仪式的流行。社会道德和法律规范的约束力局部失效;正常的社会秩序、商业秩序和生活秩序受到严重损害。

突发公共事件引起的恐慌情绪对人的心理刺激极大,会引起社会心理的巨大震荡,带来一系列负面效应和社会问题。心理恐慌造成严重的社会危害,且往往比突发事件本身危害更大。从个体角度讲,恐慌会造成个体认知混乱、判断能力和反应能力降低,反而不利于有效规避风险。从社会角度来讲,群体性恐慌轻则造成社会波动,重则造成社会骚乱。如"非典"的疫情发生以后,人们经不住越来越多的社会流言的冲击,普遍认为这种病是一种瘟疫,担心一旦患上此病,将不能得到有效治疗,甚至引起死亡,致使人们盲目抢购口罩、抢板蓝根甚至油盐米面和酱醋,扰乱了正常的社会秩序,从而增加了人们的恐惧和紧张心理。2011年3月11日,日本发生9.0级地震,3月12日出现核电站爆炸和核泄漏,国内媒体相继报道核破坏和核污染,有人声称食用盐可防核辐射。15号本福岛1~4号机组相继爆炸,核泄漏程度加剧,有人认为此核泄漏可能会污染海洋海水,从而使得海盐不能再被食用,于是沿海的民众开始抢购食盐、碘、甚至海带,引发群体性恐慌。抢购食盐的时间从16日开始,17日迅速波及全国,至18日逐渐平息。

一定的恐慌情绪形成是正常的,并具有积极的意义,可以促使人们提高警觉性,增强应对速度和能力,但过度的恐慌情绪却具有很强的感染力和破坏性。群体恐慌心理对于人类社会的影响类似一把"双刃剑",既具有社会适应的一面,也具有社会破坏的一面。

(二)群体心理恐慌形成的心理机制

从对 SARS 引起的群体心理恐慌成因分析来看,群体心理恐慌与大众传播、群体压力有着密切的关系,谣言加速了心理恐慌的形成,集群行为更是加剧了心理恐慌。在群体心理恐慌形成的过程中,涉及的心理机制较为复杂,初步总结如下。

1. 第三人效应　是指受众倾向于认为大众媒体传播的信息对其他人态度和行为的影响要比对自己的影响大的心理现象。例如,在对地震、台风、疫情等灾难性新闻的预测或报道中,受众认为这样的消息对自己没有多大影响,但是受众常会出于自我保护的动机,推断他人会被"灾难性新闻"传播中的信息所说服并产生相应的行为。推断者担心这样的报道可能会引起他人的抢购，因而会造成食物、淡水、药品的短缺，出于维护自身利益的需要，也会促使他们自己采取行动，造成对短缺品的抢购风潮。可信度高的信息可堵住谣言源头，避免大众的恐慌情绪和第三人效应。

2. **从众效应**　指个体在群体中往往会不自觉地受到群体的影响与压力，因而在知觉、判断与行为上趋向于跟多数人相一致的现象。对一般人来说，当自己的行为与群体的行为完全一致时，心理上就感到安稳；当与多数人意见不一致时就感到孤立。那些智力、能力较低、情绪不稳、缺乏自信、依赖性强的人以及女性较易出现从众行为。

3. **暗示效应**　是用间接的话语使人按照一定的方式行动或接受某种信念与意义的心理过程。暗示实施者不需要说理论证，只是动机直接的移植，被暗示者则不进行分析批判，只是盲从地接受。

4. **模仿效应**　是人们在特定的社会情境中参照他人行为的现象。社会中一个人发出的暗示会被与之交往的许多人所模仿，在模仿的过程中会发生信息的衰减与失真。有意识模仿是模仿者明确意识到自己在模仿，无意识模仿是模仿者没有意识到自己接受被模仿对象发出的暗示。从个体恐慌的心理过程及群体恐慌的发展规律来看，当灾害或灾害传言发生时，个体恐慌情绪的表达和恐慌行为的出现，会给他人造成刺激，形成较高的环境压力，引发他人类似的情绪和行为反应。通过相互刺激模式，恐慌就会在某一地区迅速循环、放大并且蔓延，造成群体恐慌。盲目从众心理和群体中个体容易受暗示的心理及模仿在群体恐慌的形成中起着重要作用。

5. **蝴蝶效应**　是由美国气象学家洛伦兹于1963年提出，一只南美热带雨林中的蝴蝶扇扇翅膀，可能会引起美国德克萨斯州的一场龙卷风，即著名的蝴蝶效应。意思为初始条件下的微小变化，可以带动系统中长期的巨大连锁反应，初始条件的极小偏差，将会引起结果的极大差异。在全球化的信息传播系统，尤其是网络传播中，任何一个微小的初始信息，如一条微博，可通过网络、报纸、电视等媒介迅速传播，不断刺激作用于受众心理，影响快速升级，引发始料未及的社会影响。

6. **多米诺骨牌效应**　是指在一个相互联系的系统中，一个很小的初始能量就可能产生一连串的连锁反应。这点类似于蝴蝶效应，但多米诺骨牌效应更注重过程的变化和发展。多米诺骨牌效应在谣言传播中时有体现。人在紧张的时候决策质量会下降，对外界的刺激反应易发生非理性行为，在多米诺骨牌效应下非理性行为会发生扩散，非理性行为也可能是一种宣泄，人在危机时刻通过采取一些行动、做些事情来缓解紧张情绪。

7. **风险源中心缓冲效应**　在对风险认知的研究中发现，住在核反应堆附近的居民比离得较远的居民，对核反应堆的风险评价更低。日本3·11地震发生后，日本及太平洋沿岸多国都发生了"抢盐、碘甚至海带的风潮"，而处于地震中心震区的民众却未出现慌乱、盲从的现象。对这种现象的心理学解释是，在突发灾害发生时，在灾区有直接经验和非灾区非直接经检的个体对事件的认知是不同的。没有直接经验的个体，对突发事件的心理感受是依靠媒体以及其他亲友信息渠道而获得。如果此时，所提供的信息还未形成清晰的内涵，还未提供具有明确指导性意向的建议，那么个体就极易产生不良的心理反应，形成心理恐慌。而对于有直接经验的个体，即便在相同的信息模糊的条件下，尽管这种直接体验本身并不令人愉悦，但直接体验本身会给个体提供相应的客观感受，往往这种客观感受能够矫正由信息模糊所造成的那些无谓的心理恐慌。这一现象称为"风险源中心缓冲效应"。就像龙卷风一样，风暴眼中心较为平静，而周围反应非常强烈，也称"风暴眼"现象。

（三）心理恐慌的影响因素

心理恐慌的产生和发展受多种因素的影响，了解这些因素对于预防和控制恐慌的发生和做好公众沟通有重要作用。

1. 客观因素 不同类型的突发事件对人心理的影响程度不同。通常人们会对突发性的灾难事件和全新的未知灾难事件更为恐慌。对于像洪水和地震这一类人们较为熟悉，发生过多次的灾害事件，人们恐慌感较小；而对于像 SARS、炭疽等人们不熟悉甚至对人类来说都是陌生的事件来说，人们显得更为恐慌。人为破坏导致的突发灾难事件比自然灾害对人心理的影响更大，易导致更为严重的创伤。同时，人们对不公平的、影响儿童的，以及对可逃避性几率小的灾难如空难也更觉恐怖。另外，突发事件的规模大与破坏程度强，引起的公众情感和行为反应就越强烈。

一般地讲，相对于白天，夜晚发生的灾难更容易引起民众的恐慌心理反应；而发生在寒冷冬季的灾难所激发恐慌情绪要大于温暖的春夏季；发生在空旷地区，如乡村的灾难和发生在人烟稠密地区如城市的灾难，所引发的恐慌体验也有着明显区别。

2. 个体因素 个性特点对心理反应的影响是重大的。特质焦虑、消极悲观、依赖的个性容易产生恐慌心理，且个体对紧张的控制能力较弱，容易产生不适应行为；乐观、积极的个性不易产生恐慌心理，且个体对紧张的控制能力较强，不易产生不适应行为。在许多突发事件中，女性较之男性更易产生强烈的紧张、焦虑和恐慌。在同一灾区，中年人比老人和儿童更少产生恐慌心理和行为，但中年人比其他年龄组在自然灾害后对创伤后应激障碍更为易感。

3. 社会因素 在突发事件中，社会因素对激发民众的恐慌心理反应起着"催化剂"的作用。集群行为指的是在某种刺激条件下发生的非常态社会集合现象，是一种非常态的群体行为。集群行为能够产生激烈的互动，容易造成思想和情感的一致，而且目光限制在狭小的范围内，思维变得简单化，容易受到暗示，并且极易滋生各种谣言和传闻。易使没有思想准备的大众陷入迷惘、危机和惊恐状态。再加上相互之间的感染和刺激使这种恐惧情绪急速上升，直至成为群体性的恐慌发作。

完全封闭、没有任何信息的人通常不会产生恐慌，也就不会产生过度反应；仅有私人信息和小道消息如谣言，会使恐慌产生并蔓延；当公开信息和私人信息并存的时候，公开信息既可以加剧也可以遏制私人信息的影响，其影响力度取决于个体对政府和媒体的信任度。一般来说，信息的公开程度应以满足公众的知情需要为准，过少的公开信息无法满足人们的知情需要，也无法抵御私人信息的影响；过多的公开信息虽然满足了人们的知情需要，也可能会加剧公众的恐慌和过度反应行为。公开信息的作用也取决于信息的一致性和人们对政府的信任程度。处于灾难事件中的个体，如果相信政府或某组织会站出来帮助自己，并且保护自己，恐惧感会减少，战胜恐惧的信心会提升，恐慌心理和行为不明显。相反，如果人们普遍对政府不信任，就会怀疑政府的能力，增加自身的无助感，加大恐惧。

突发事件后造成生活资源短缺，社会秩序混乱，一些人为因素如唯利是图的奸商行为、趁火打劫的犯罪行为、恶意中伤的造谣行为、玩忽职守的渎职行为、极端利己的自私行为、拒绝配合的携病逃逸行为、冷漠狭隘的歧视行为，以及不怀好意的煽动行为导致的混乱都会加剧人们的心理恐慌。

另外，良好的社会支持可以为面临应激性事件的人们提供物质或信息上的帮助，增加人们的归属感，提高自尊感、自信心，从而缓解应激反应，促使出现积极的心理状态和行为。在危机中，社会支持不足或缺乏的个体更易产生恐慌心理。

总之，灾难本身所具有的条件是引发灾难性恐慌心理的直接诱因，是导火线。个体因素为心理恐慌的易感、发生提供了基础。社会因素在灾难事件诱发民众恐慌心理的过程中扮演催化剂的角色，如媒体的大肆渲染、过度的群体压力、谣言的蔓延等都会增加灾难事件对民众心理的影响。如果把个体因素视为内部因素，那么客观因素和社会因素就可以称之为外部因素，也就是说心理恐慌是内外因素相互作用造成的。

二、突发公共事件导致的应激性心理障碍

突发公共事件，尤其是重大灾难性事件如地震、火灾、车祸等对经历者和救援者造成重大的心理应激，易产生心理障碍，主要包括：

1. **急性应激反应** 又称为急性应激障碍，是指以急剧、严重的精神打击作为直接原因，个体在受刺激后立即（1 小时之内）发病，表现有强烈恐惧体验的精神运动性兴奋，行为有一定的盲目性，或者为精神运动性抑制，甚至木僵。如果应激源被消除，症状往往历时短暂，预后良好，缓解完全。初期为"茫然"阶段，以茫然、注意狭窄、意识清晰度下降、定向困难、不能理会外界的刺激为特点；随后，患者可以出现变化多端、形式丰富的症状，包括对周围环境的茫然、激越、愤怒、恐惧性焦虑、抑郁、绝望以及自主神经系统亢奋症状，如心动过速、震颤、出汗、面色潮红等。有时，患者不能回忆应激性事件。在受刺激后若干分钟至若干小时发病，病程短暂，一般持续数小时至一周，通常在一个月内缓解。

2. **延迟性应激反应** 又称创伤后应激障碍（PTSD），是灾害后出现的最典型的心理卫生问题，由异乎寻常的威胁性或灾难性心理创伤，导致延迟出现和长期持续的精神障碍。主要表现为：反复发生闯入性的创伤性体验重现（病理性重现）、梦魇、或因面临与刺激相似或有关的境遇，而感到痛苦和不由自主地反复回想；持续的警觉性增高；持续的回避；对创伤性经历的选择性遗忘；对未来失去信心。少数病人可有人格改变或有神经症病史等附加因素，从而降低了对应激源的应对能力或加重疾病过程。精神障碍延迟发生，在遭受创伤后数日甚至数月后才出现，病程可长达数年。经历张北尚义地震的人群于震后 3 个月进行调查显示：急性应激障碍的发生率为 6.1%，创伤后应激障碍的发生率为 18.8%，震后 3 个月创伤后应激障碍的现患率为 7.2%。

对应激障碍的发病率分析表明：女性、有家族精神病史、神经质、内向的性格、接近创伤暴露的范围如地震中，不充分的社会支持等都是急性应激障碍和创伤后应激障碍的危险因素。对应激性心理障碍的有效心理危机干预可帮助人们获得安全感，缓解乃至稳定由危机引发的强烈的恐怖、震惊或悲伤情绪，恢复心理平衡状态，对自己近期的生活有所调整，并学习到应对危机有效的策略与健康行为，增进心理健康。这些应激障碍如未能及时进行治疗，则日后常常与抑郁症、物质滥用、疼痛障碍、强迫障碍、性功能障碍、进食障碍共病，严重者会出现自杀。

3. **适应障碍** 出现于对明显的生活改变或应激性事件的后果进行适应的期间。在个体人格缺陷的基础上，表现出抑郁、焦虑、烦恼，感到对目前处境不能应付，无从计划，难以继

续,有一定程度的日常事务中的功能损害。通常发生在应激性事件或生活改变发生后一个月之内,病程一般不超过六个月。

在突发事件中,公众心理无疑是最脆弱、最易受影响和最不确定的环节之一,人们不仅会选择性地接受信息,还会主动地寻求信息。开展公众沟通时需要对受众的需要、心态有充分的了解,并善于利用受众的经验、态度、立场等改进沟通方式,并从尊重受众的角度进行风险沟通。只有正确认识和把握公共危机中的公众心理,帮助公众建立理性的风险认知,才能使国家的各项应急方案发挥最大的作用,将突发事件的负面影响降低到最低程度。风险沟通对风险认知有直接的影响,是帮助公众建立理性的桥梁,实施风险管理的最重要途径之一。

第三节 公众沟通原则

危机不仅来源于事件本身,更来源于公众对于事件的接受、解释与反应。在发生突发公共卫生事件时,给公众传递适度的信息,使公众能及时认识到疾病风险、知晓防治知识并采取相关行动,这在应急处置过程中起着至关重要的作用。一旦发生突发公共卫生事件,人们不仅会选择性地接受信息,还会主动地寻求信息。因此,在开展公众沟通时应遵循以下几方面的原则:

一、有效性原则

保证效果是开展公众沟通的首选原则、根本原则。开展针对公众的风险沟通,是要将公众所期望了解的突发公共卫生事件有关信息、公众能够采取的自我保护措施等通过我们的传播活动,增进公众对风险的认识,从而帮助公众规避或接受风险。如果不能够产生效果,那么沟通将难以为继,并失去实际意义。在整个公众沟通的过程中,其他原则都是为了保证实现沟通的效果,将信息快速、有效地传递给公众。

二、针对性原则

针对性原则主要是指针对当时的具体情况以及公众的特征和实际需求来选择沟通的核心信息、适宜的表现手段及沟通渠道。针对性原则主要通过确定目标人群和开展需求调查,即开展受众分析来实现。受众是信息通过各种渠道所达到并被接收的群体,是社会环境和特定媒介供应方式的产物,他们的群体背景或社会背景决定着他们对事物的态度和行动。在开展公众沟通时必须要开展受众分析,充分了解其价值观、需要、心态,从尊重受众的角度进行风险沟通,并善于利用受众的经验、态度、立场等改进沟通方式。

(一)确定目标受众

所谓目标受众,就是风险沟通过程中传播者需要将信息传播达到的一类特定的人群,也称作"目标人群"。目标受众决定着沟通的策略、渠道和方式,同时又为沟通的信息提供方向和依据。一般来说,目标受众越广泛,越难以编制适宜的核心信息、选择合适的沟通渠道和方式,因此需要对目标受众进行细分。目标受众的分类是根据相似的特性、需求和需要,将公众分为更小的群体。目标受众的分类越细,就越能制定适合他们的信息,越能选择有效的沟通渠道,并由此获得更好的沟通效果。

根据突发公共卫生事件波及范围,可以将目标受众分为以下三类。

1. 处于突发公共卫生事件区域内的公众 一般指处于突发公共卫生事件范围内、直接受到影响的人群,如事件受害者、现场目击者等,是需要直接改变行为的人群。他们关注的主要内容包括个人安危、家庭安危、家庭财产、事件描述等。

2. 邻近事件区域的公众 一般指处于事件范围相邻区域的人群。他们关注的主要内容包括个人安危、家庭安危、家庭财产、事件描述、正常生活是否受到影响等。

3. 关心事件发生发展的一般公众 他们关注的主要内容包括事态进展和各种努力的效果。

(二)开展需求调查

需求调查是指卫生工作者开展研究去获得目标受众的基本情况、心理特点、寻找信息的习惯、确认公众的各种需求,如信息需求、情感需求、信任需求等,以及决定或影响他们是否采纳推荐行为的动机和障碍。不同目标受众随着受教育程度、生活背景、经济状况、所处的社会位置等因素的不同,对信息的接受能力有很大差别,对信息的亲和力和对信息传递的方式与途径的喜好有很大的不同。不同性别的受众对信息的选择、接受、理解也会存在差异。因此,在进行风险沟通之前,应先开展需求调查。

1. 了解目标受众的特点 目标受众的背景特征,主要包括人口学特征、文化特征。人口学特征包括性别、年龄、婚姻、民族、职业、文化程度等;文化特征包括社会地位、健康信念、价值观、经济状况、风俗习惯、宗教信仰等。这些特征往往会影响目标受众对核心信息的接受程度、亲和力、信息传递的方式与途径等的特殊需要。如文化程度高一些的受众可以接受比较复杂的信息,而对文化程度低一点的受众,在编制核心信息时要尽量简单、通俗。

浙江省曾就公众对灾害和救灾防病知识、信念、行为和信息需求进行调查,结果显示就文字资料来说,50.7%的人喜欢以文字为主,配以图片;20.7%的人喜欢以图片为主,配以文字注释;另有11.7%的人对纯文字也可以接受。城市、城镇和农村居民对此的看法有显著性差异。对于宣传画,有48.3%的人喜欢以文字为主,配以图片;有39.7%的人喜欢以图片为主,加以文字说明。城市、城镇和农村居民对此的看法也存在显著性差异。

2. 确认公众的信息需求 信息需求是指人们对信息和信息活动的要求,主要包括对信息资源的需要和对信息获取方式的需求。这是开展需求调查的核心部分。

(1)对信息资源的需求:在突发公共卫生事件过程中,公众所需要了解的信息就会很多,但并不是所有的健康风险因素都会被同等地接受,公众与专家对风险因素的评价是不同的,公众很少关注事件对整个人群的影响,也不关心疾病的发生或疾病负担等问题,他们关心的是个人的风险。以下信息是突发公共卫生事件中公众最需要了解的基本信息:

1)威胁健康的因素是什么?

2)该威胁会怎样伤害人们?

3)怎样才能知道自己是否已经暴露于危害中?

4)得病后的症状和体征是什么?

5)怎样才能自我保护并保护家人?

6)得病后如何治疗?

7)得病后到哪里治疗?

8）从哪里可以得到更多的信息？

9）是否会再次发生类似的事件？

10）是谁（什么）引起这个事件？

11）什么时候可以恢复安全？

就以上信息资源需求来说，风险沟通实施者需要了解目标受众现有的观念、知识、需求、需要、倾向、关注重点以及行为如何？他们还需要了解什么？哪些因素可能会成为目标受众接受信息并采取所倡导的行为的障碍，又有哪些因素可以激励他们选择所倡导的行为？例如，在公众救灾防病知信行调查中发现，居民需要了解的知识主要集中在急救知识、灾后疾病预防、救灾防病的政策和法规。同时，在突发公共卫生事件发生后，不同的目标受众的信息需求是各不相同的。以 2009 年甲型 H1N1 流感疫情暴发为例，一般公众关心流感疫情的进展和控制情况，而身处疫区的公众关心疾病特征、个人防护措施、政府及卫生部门采取的措施、疫情进展等信息。

（2）对信息获取方式的需求：风险沟通核心信息的传递依赖于渠道，即信息的呈现方式。信息传递渠道包括大众传播如报纸、杂志、电台、电视、网络、新媒体、健康传播资料等，人际传播如电话热线咨询、讲座、面对面直接沟通等。对信息获取方式开展需求调查要注意了解目标受众对某些传播方式和媒介的覆盖情况和喜好。如目标地区收视率最高的电视频道；目标受众是否有收听电台节目的习惯；农村地区的有线广播是否可以继续工作；社区是否有定期的健康讲座等。在接受信息的习惯方面，不同背景的受众可能有不同的习惯和爱好，如有的习惯通过电视了解信息、有的习惯在网络上寻求信息、有的习惯通过聊天等人际传播方式等。

在突发公共卫生事件发生时，关心事件发生发展的一般公众获取信息比较被动，主要渠道是电视新闻、报纸等。近邻事件区域的公众寻求信息会比一般公众主动，如年轻人将会利用互联网（网站、搜索引擎）寻找相关信息。而处于突发公共卫生事件区域内的公众寻求信息更为积极主动，主要会通过人际渠道如拨打医院、疾控中心、居委会、熟人等的电话，或到当地卫生部门、居委会询问，或邻居、熟人间相互询问等。

3. 确认公众的情感需求 情感是人对客观事物是否符合其需要所产生的态度体验，是指与人的社会性需要相联系的一种复杂而稳定的态度体验。突发公共卫生事件会对人们的生命安全和身心健康产生巨大的影响，而公众的心理行为反过来又会对事件的发展演变产生巨大的影响。Covello、Peters、Joseph 等人认为至少有 20 种风险认知因素对人们的风险沟通造成影响，这 20 种因素分别是：是否自愿接受、是否受个人自身控制、是否熟悉、是否公平、是否具有收益性、被理解程度的高低、是否可能带来灾难性后果、不确定性的大小、造成的影响是长期的 / 延迟性的还是即时性的、对儿童的影响如何、对未来的影响如何、受影响者的可辨识度、是否造成恐惧威胁或忧虑、对相关个人 / 机构 / 组织的信任程度、媒体报道量的大小、事故的历史、危害是否具有可逆性、是否关乎个人的利益、伦理道德的本质、认为或是自然造成等。因此，在需求调查中，需要了解受众对于突发公共卫生事件的态度、心理感受、信心等情感需求。

4. 确认公众的信任需求 研究表明，不同的个体在对信息渠道的选择上存在差异，而不同的沟通渠道也将达到不同的沟通效果。信息渠道可分为大众媒体（电视、报纸和电台）、专业媒体（健康专家、政府）和人际关系渠道（家庭和朋友）。在 SARS 的风险认知与沟通研究中发现，公众对大众传播渠道，如电视、广播、网络、报纸的评价差异显著，其中对电视的重要程度评价最高，其次是报纸和网络；而在大众传播渠道的可信度评价中，公众对电视的信任也高于对电台、网络的信任。由此可见，选择恰当的渠道进行风险沟通是非常重要的。

信任是风险沟通有效性至关重要的指标，是公众与渠道之间的中介，没有信任就不可能达成有效的沟通。当对某种沟通渠道不信任又不得不依赖它时，公众就容易产生心理困惑，引发信任危机。因此，在需求调查中需要研究信任的沟通渠道、信任的部门、机构或个人等。

5. 需求调查的常用方法

（1）舆情监测：通过舆情监测来了解公众对突发公共卫生事件的关注度、态度、认知等倾向性的言论和观点以及该事件所持有的影响力，以此来分析和调整沟通的核心信息。舆情监测的具体方法详见第二章中的舆情监测。

（2）社区调查：了解目标受众，如受众寻找信息的行为特点如何，受众需要什么样的信息，可能促进目标受众遵从信息所给出的建议的原因及干扰因素、信息渠道等，应该在平时逐步收集、积累。突发公共卫生事件发生时或发生后，可采用各种社区调查的方法，快速收集受众对突发公共卫生事件的特异性需求，同时了解受众是否有能力并采纳建议、信息与受众的知信行是否融合等现状，以及时制定和调整风险沟通核心信息，实施有针对性的公众沟通。社区调查可通过知信行定量问卷调查方法和定性调查法得以实现。

1）知信行定量问卷调查：当我们需要了解某一人群的特点、信息需求、情感需求、行为和信任需求，必须有数据来表述和说明，此时可采用知信行定量问卷调查方法。调查采用一系列封闭型问题请调查对象回答，最后统计选择某种答案的人数占总调查人数的比例，以此来说明问题。调查人数的多少取决于事件的危害度、紧急程度及拥有的资源。一般来说，采用较大样本量、比较严格的抽样方法和统一的问卷，能够获得比较准确的数据，其结果可以推论一般，但是其缺点是费时、费力、费钱。在很多情况下，可以进行拦截式调查。拦截式调查是在一个受众经常出现的地点，如超市门口、公交车站、公园等进行调查。

2）定性调查：定性调查是一种社学会研究方法，其研究目标通过访谈或观察来确定人们对有关问题的认识情况，了解他们的想法和态度。定性研究方法包括现场观察法、个人深入访谈法、小组访谈法（专题小组讨论）等。当需要了解个体对象的信息需求、情感需求和行为以及对某些事物的看法观点时，一般采用个体深入访谈法。个人深入访谈是在事先拟定好访谈提纲以后，由主持人按照访谈提纲与受访对象进行深入的沟通和交流。而如果仅需要探索目标受众有代表性的信息需求、情感需求、行为、信任需求以及相关原因时，一般多采用小组访谈法，由8～12个目标受众的代表在主持人的引导下针对某个或某些与他们相关的问题的小组内的深入讨论。

三、及时性原则

速度快就是力求将信息以最快的时效和最有效的途径传递给公众。如今的自媒体时代信息传播非常迅速，一旦某地发生突发公共卫生事件，事件的相关信息很快就会引起媒体和公众的广泛关注。如果此时仍采取小范围的口头传播的沟通渠道，对及时应对和处置突发公共卫生事件是难以立即见效的。这就要求迅速制定公众沟通的核心信息，尽快让公众了解突发公共卫生事件的真相，在沟通中占据主动权。

四、准确性原则

开展公众沟通时应尽量将准确的信息用正确的方式传达给受众,尽可能避免信息的歧义和曲解。但是一些突发公共卫生事件往往充满了不确定性,如在 H7N9 禽流感疫情初期,对 H7N9 病毒的传播途径、预防措施和诊疗方案等尚不明确的前提下,可以先发布一些已经了解的情况和已经做出的努力等信息,随后再作后续报道。

第四节　公众沟通的核心信息

一、针对处于突发公共卫生事件区域内公众的核心信息

突发公共卫生事件发生后,针对处于突发公共卫生事件区域内公众的核心信息详见表 6-1。

表6-1　针对处于突发公共卫生事件区域内公众的核心信息

序列	类别	核心信息
1	事件基本情况	威胁健康的因素是什么 该危害如何伤害人们 对人造成哪些伤害 事件的发生地和波及的范围 患病人数及死亡人数多少 得病后的症状和体征 是否具有传染性 预后如何(能治愈吗)
2	应急医疗卫生资源和救援能力信息	是否能够早期发现疾病 目前是否有了有效的医疗救治措施 是否有足够的医疗队伍和床位等医疗资源 是否有足够的特种救治器械和特效药品 有哪些预防和消毒隔离措施
3	政府应对能力的信息	事件是如何进行处理的 谁负责处置事件 谁应对此事件负责 局面被控制住了吗 受害者得到妥善处理了吗 这种事件还会有发生第二次的可能吗 什么时候可以恢复安全
4	自我保护	怎样才能知道自己已经暴露于危险因素之中 我及家人会不会遭受到危害 得病后如何治疗,到哪里治疗 政府是否关注受害者的感受并予以尊重 政府如何保护公众健康和利益 如何进行自我保护(如何保护我的家人) 对我的财产是否会有损失 政府是否会对我的损失进行赔偿

续表

序列	类别	核心信息
5	信息获取	可以从哪里获取更多的信息 谁发布的信息是可信的 相关部门下次会在何时发布信息

二、针对近邻事件区域公众的核心信息

突发公共卫生事件发生后,针对邻近事件区域公众的核心信息详见表6-2。

表6-2　针对邻近事件区域公众的核心信息

序列	类别	核心信息
1	事件基本情况	威胁健康的因素是什么 该危害如何伤害人们 对人造成哪些伤害 患病人数及死亡人数多少 得病后的症状和体征 是否具有传染性 预后如何(能治愈吗)
2	应急医疗卫生资源和救援能力信息	是否能够早期发现疾病 目前是否有有效的医疗救治措施 有哪些预防和消毒隔离措施
3	政府应对能力的信息	事件是如何进行处理的 局面被控制住了吗 受害者得到妥善处理了吗
4	自我保护	事件是否会波及所在的区域 怎样才能知道自己已经暴露于危险因素之中 我及家人会不会遭受到危害 得病后如何治疗,到哪里治疗 如何进行自我保护(如何保护我的家人)
5	信息获取	可以从哪里获取更多的信息

三、针对关心事件发生发展的一般公众的核心信息

突发公共卫生事件发生后,针对关心事件发生发展的一般公众的核心信息详见表6-3。

表6-3　针对关心事件发生发展的一般公众的核心信息

序列	类别	核心信息
1	事件基本情况	威胁健康的因素是什么 该危害如何伤害人们 对人造成哪些伤害 患病人数及死亡人数多少 得病后的症状和体征 是否具有传染性 预后如何(能治愈吗)

续表

序列	类别	核心信息
2	应急医疗卫生资源和救援能力信息	是否能够早期发现疾病 目前是否有有效的医疗救治措施 有哪些预防和消毒隔离措施
3	政府应对能力的信息	事件是如何进行处理的 局面被控制住了吗 受害者得到妥善处理了吗
4	自我保护	如何进行自我保护（如何保护我的家人）
5	信息获取	可以从哪里获取更多的信息

四、核心信息的转化与应用

（一）新闻通稿

新闻通稿是组织机构自身与新闻媒体之间进行信息传播最重要的一种手段，也是突发公共卫生事件公众沟通核心信息转化应用的一个重要方式。新闻通稿的写作方法和注意事项详见第五章媒体沟通。

（二）健康传播资料

健康传播资料公众沟通核心信息的重要载体之一，适用的健康传播资料是公众沟通取得成效的物质基础之一。在公众沟通中，可以被使用的健康传播资料包括：

1. 平面资料　包括招贴画、宣传画、墙报、折页、传单、展板、手册等。

2. 视听资料　包括电视科教片、录音带、公益广告等。

3. 实用物品　包括环保袋、纸杯、纸巾盒等。

设计制作健康传播资料应该一切围绕"效果"考虑，应注意以下几点：

第一，一定要根据目标受众和核心信息的特点来选择适宜的健康传播资料的种类和表现形式，其表现形式要足以引起公众的注意。一般来讲，核心信息的强度、对比度和新鲜度越强，重复率越高，就越容易引起人们的注意。

第二，需考虑制作机构的设计制作能力、技术水平、资源条件、经费投入、时间、资料的难易程度等因素以保证其可行性。

第三，制作健康传播资料时应考虑目标受众是否能够获得这些资料，是否需要经过培训的传播者。

（三）演讲稿

演讲是公众沟通的一种重要手段，主要通过讲座、广播等形式与公众进行沟通，以口头语言为主要表现形式。演讲者在熟悉受众和核心信息的基础上着手写出的演讲用文稿称为演讲稿，是演讲的基础。演讲稿大致包括前言、主题和结论三部分。由于演讲是某种思想的表达，要试图改变受众的态度和行为，使得其向倡导的方向行动，因此要准备一份好的演讲稿，必须要有非常明确的目标受众，根据目标受众的特点和喜好来组织材料和语言；要紧紧围绕所针对的目标受众的核心信息展开，要条例清晰、论据确凿且符合逻辑，且具有可操作性；语言表述要准确、通俗、易懂。另外，写好演讲稿后应对要讲的内容作进一步推敲，在思考的基础上理解和记忆，保证在演讲中充满自信，一气呵成。

第五节　公众沟通技巧和渠道

在风险沟通中,媒介的作用相当巨大。采用不同的沟通渠道,将达到不同的沟通效果。由于个体对突发公共卫生事件的风险知识很少来自直接经验,绝大部分靠信息的传播与沟通,因此选择恰当的渠道进行风险沟通显得尤为重要。如果采用了某种公众并不信任的沟通渠道,沟通可能会适得其反,使得公众产生心理困惑,引发信任危机。

一、开展公众沟通的技巧

1. **综合选择沟通渠道**　开展公众沟通的渠道应根据目标受众的需求调查结果来选择,在选择共同渠道时既要考虑沟通渠道的覆盖范围,又要根据目标人群的喜好。一般来说,并非只有一种沟通渠道可供选择,在进行公众沟通时可以结合大众传播、社区层面的传播和人际传播进行综合沟通手段。

2. **建立起良好的沟通氛围**　为沟通双方建立一个人道的、互动的、有益的和容易接近的氛围。

3. **谦恭、诚实的态度**　与沟通对象保持周到、谦恭的态度,为沟通对象提供直接、完全的答复。

4. **承认自己对于一些事情还并不了解**　即使是专家,但也并非无所不知,专家有时候也不知道问题究竟出在哪里,尤其是对于一些科学研究还没有定论的内容,承认自己的不了解可能更有利于建立相互之间的信任。

5. **尊重对方并设身处地考虑问题**　关注公众所关心的焦点问题,以及对于风险事件的看法、价值观等。

2009年甲型H1N1流感防控风险沟通是我国在公共卫生领域的一个典型案例。在甲型H1N1流感疫情的初始阶段,公众的沟通需求处于"咨询渴求"层面,公众沟通的对象基本上都是属于关心事件发生发展的一般公众,因而主要是根据世界卫生组织关于甲型H1N1流感疫情通报,通过大众传播的手段向社会公布这一公共卫生事件信息,并提出健康建议。同时根据不同人群的特点,不同的场所制订核心信息,设计健康传播资料,介绍甲型H1N1流感的特点及预防措施。在疫情发展阶段,公众开始分为发生疫情区域内的公众、近邻区域的公众和关心事件发生发展的一般公众,尤其是发生疫情区域内的公众和近邻区域的公众更为关心疫情和自身相关的信息,因此在这个阶段,通过新闻发布会等方式,通过电视、广播和报纸等传统媒体向社会通报疫情信息。在原卫生部、中国健康教育网开辟"甲型H1N1流感防控专栏",及时刊登流感防控工作信息。通过传统媒体和政府或专业机构网站,组织专家对政策、应对措施多次进行解答,让人们对政府决策的科学性有所认识,增强对政府的信心。而对于发生疫情区域内的公众和近邻区域的公众则通过印发健康传播资料、开展现场宣传咨询活动、开通咨询热线电话,在学校、企事业单位、社区、医院、公共场所设立宣传栏等多种方式做好公众沟通工作。如设计制作预防甲型H1N1流感的招贴画、宣传画、折页传单等发放到社区家庭,制作并在电视台、机场、楼宇电视播出预防甲型H1N1流感的系列广告,举行预防甲型H1N1流感现场活动等。同时,还注重舆情监测,关注和引导舆情,及时了解疫情和公众反应,宣召开展媒体沟通和公众沟通的关键点,组织专家设计问答,以供媒体和网站发布以及热线咨询使用。

二、常见的沟通渠道

（一）通过大众传播开展沟通

1. 通过传统媒体传递信息 传统媒体主要包括电视、广播和报纸。通过传统媒体发布信息是快速便捷的方式，具有信息的接受者众多、信息量大、覆盖范围广、传播速度快等优点。可通过发布新闻通稿、传真、电话、电子邮件等形式向媒体发布信息的方式与媒体沟通，也可以通过专家访谈、联合采访、新闻发布会、新闻通气会、电话连线采访等形式进行。此外，也可以通过举办突发公共卫生事件相关的主题宣传活动，邀请媒体参与活动和报道。媒体沟通详见第五章。

2. 通过政府或专业机构网站发布 与大众传媒相比，网站内容贵在新、快、多且可反复观看。当前，我国各级政府和有关专业机构都建有各自的官方网站，可及时将突发公共卫生事件风险沟通核心信息发布在网站上，以政府部门的公信力或专业机构的学术权威赢得公众的信任。通过政府或专业机构网站发布信息的优点在于权威、快速、易于获取。但是通过网站传播的缺点也很明显，即这种沟通方式适宜于网络信息发达地区，比如城市，而对于广大农村地区不太适用。通过网站发布的信息必须是审核批准的，可以直接使用针对媒体的信息通稿，也可以增加与事件相关的链接与阅读。另外，还要注意及时更新信息、及时修正或删除不正确的信息。

3. 通过新媒体传递信息 在针对公众的风险沟通中，新媒体越来越受到人们的关注，可充分利用新媒体和新的传播手段，开展有针对性的信息传播。新媒体是以数字信息技术为基础，以互动传播为特点、具有创新形态的媒体。相对于报刊、户外、广播、电视四大传统意义上的媒体，新媒体被形象地称为"第五媒体"。与传统媒体相比，新媒体具有交互性、即时性、海量性、共享性、多媒体、超文本、个性化、社群化等特点。人们使用新媒体的目的性和选择的主动性更强，媒体使用与内容选择更具个性化，市场细分更加充分，目标人群更加明确。目前可用于风险沟通的新媒体主要包括：手机短信、博客、微博、即时通讯、论坛、BBS、电子邮件等。

（1）手机短信：手机短信一般分为两种。一种是用户通过手机或其他电信终端直接发送文字或数字信息。短信信息容量小，一般每次能发送的短信在 70 个中文字符以内，且只能用文字编辑，缺乏图像资料，略感乏味。另一种是彩信，能够传递功能全面的内容和信息，包括文字、图像、声音、数据等各种多媒体格式的信息。彩信能精确锁定对象，内容和表现形式相对丰富，与普通短信相比，其费用相对较高。

（2）博客：又称为网络日志、部落格或部落阁等，是一种通常由个人管理、不定期张贴新的文章的网站或网页，是社会媒体网络的一部分。大部分的博客内容以文字为主，也可发布图片、视频、音乐等。可通过专家或公众人物的个人博客、部门官方博客或知识库博客等方式进行沟通及传播。博客具有操作简单、持续更新等特点，而博客在沟通中更为重要的优势在于开放互动，博主与游客之间可以通过评论和留言进行深度交流，有利于掌握公众对信息的反馈。

（3）微博：是一种通过关注机制分享简短实时信息的广播式的社交网络平台。微博发布的内容一般较短，以 140 字左右的文字进行信息更新，同时也可以发布图片、分享视频等。

微博最大的特点就是：发布信息快速和信息传播的速度快。微博信息的获取具有很强的自主性、选择性，其影响力取决于用户现有被"关注"的数量，因此在就要做好微博用户的维护，以保证权威性和被关注度。

（4）即时通讯，如 MSN、QQ、微信等，比电子邮件更快捷，更具亲和力，交互性更强，相比手机短信具有可记录性、费用低，而且数据形式多样，支持文本、语音、图画、视频，能较好应用于个体之间的信息传递。特别是微信，可以通过手机、平板、网页快速发送语音、视频、图片和文字，利用公众平台、朋友圈、消息推送等功能，将相关信息分享给好友以及微信朋友圈。

4．发放健康传播资料 健康传播资料是风险沟通中良好的信息传播载体，为了提高风险沟通的效果，沟通者需要配合使用宣传资料。在设计制作健康传播资料时一定要分析目标受众的基本情况及对资料形式的喜好情况，充分体现资料的可理解性、可接受性、可行性和可说服性，以真正发挥宣传资料的作用。另外健康传播资料制作复杂，所需时间较长，发放困难，比较适合人群密集的社区、学校、企事业单位等场所或突发公共卫生事件核心地区的宣传。

5．利用宣传栏进行传播 宣传栏是一种十分有效的传播形式，常被应用于企事业单位、街道、广场、社区出入口、活动中心、学校、医疗机构等公共场所。宣传栏一般采用不锈钢为框架，钢化玻璃或者耐力板为面板，铝合金为顶棚，面板可以打开更换宣传画面。宣传栏结合自身特点，可以选择在不同区域、不同社区、不同消费人群进行传播，具有成本较低、版面灵活，更新频率快速等特点，但其缺点是信息获取比较被动。制作宣传栏的宽度时应考虑公告栏内部放置内容的尺寸，宽度一般最好是招贴画宽度的整数倍，再加十几厘米，这样能够更有效的利用宣传栏的宣传空间。宣传栏高度一般为中心距地面高度 1.5～1.6 米，便于阅读。在一些单位，也可以将黑板作为宣传栏使用；车站、商场、广场等公共场所的 LED 电子显示屏，医院候诊大厅的电视也可作为宣传栏使用；此外，在网络时代，电子虚拟的宣传栏的目的和意义与传统意义上的宣传栏是一致的。

（二）通过人际传播开展沟通

1．开通电话咨询热线 电话咨询是由专门训练的咨询人员利用电话给来访者以劝告和安慰的一种咨询形式。电话咨询的优点是可直接回答个人关心的问题，有助于准确获得信息、缓解心理压力；咨询迅速及时，不分昼夜，不论远近，对咨询对象方便易行；咨询双方不见面，有利于消除咨询者对象的顾虑；另外，热线电话还可以作为舆情监测的重要途径之一，收集公众的舆情信息。但是电话咨询的接待容量十分有限，同时必须由经过培训的专人接听，不能进行疾病治疗等复杂问题指导。政府或专业机构在开通咨询热线电话后，应当通过媒体、网站、手机短信、微博等渠道向公众公布咨询电话；咨询人员必须经过培训，按制定的信息内容回答咨询；咨询人员应具备良好的沟通技巧；一旦开通电话咨询热线，应当 24 小时提供咨询服务。

2．健康科普讲座 健康讲座是一种常用公众沟通的形式，由权威人士或专业人员针对某一议题有组织、有准备地对目标受众进行沟通。这种活动形式可以使比较多的目标受众同时接收信息，受众面积大，信息的传递比较直接、迅速。由于讲座是有目的、有组织、有计划，经过认真准备而进行的沟通，因此论证严密、条理清楚、具有较强的说服力。在开展讲座时，演讲者必须要有较好的知识基础、深入全面地了解核心信息、有比较好的科普演讲技能。开展健康科普讲座的场地可包括社区、学校、企事业单位等。

3. 面对面直接沟通 面对面直接沟通是最基础、信息传递最直接的一种沟通方式,主要包括健康咨询、个别劝导等。从宏观来看,面对面直接沟通效率低,因为它需要大量的人力和时间,但是从个体来看,面对面直接沟通可以带来良好的效果。健康咨询是由专业人员为咨询者答疑解难,面对突发公共卫生事件中的相关健康问题,帮助其澄清观念,做出行为决策。个别劝导是指专业人员针对受者具体情况,通过讲授健康知识,传递核心信息,说服其改变相关态度。进行面对面直接沟通要注意以下几点:

(1)面对面直接沟通最好由专业机构、权威人士开展来开展。

(2)沟通选择的场所应当对沟通对象没有压力。

(3)开展面对面沟通最好首先掌握沟通群体中有影响的人,开展重点交流或提前交流,发挥其影响力。

(4)争取公众对政府应对危机的信任,增强公众面对危机的信心,激发公众参与应对危机的主动性。

(5)掌握良好的沟通技巧,如要学会倾听,富有同情心,坦诚面对公众不同的意见和情绪;沟通语气平和,语言通俗易懂,尽量不要用专业术语;要诚实、直率地传递真实信息,澄清不实传闻。

三、不同目标受众沟通渠道的选择

对于不同的目标受众,由于其在突发公共卫生事件中所处的位置不同,其特征和关注的内容有所差异,因此在进行沟通渠道的选择上也应有所区别。一般来讲,对于处于突发公共卫生事件区域内的公众,由于威胁就在身边,他们甚至可能是事件的受害者及其家属,因此他们寻求信息更为积极主动。此时,人际沟通能有助于他们及时获得他们想要的信息,因此面对面的直接沟通是最为有效的。健康科普讲座、健康传播资料、宣传栏和电话咨询热线也能作为面对面直接沟通所必不可少的有效渠道。近邻事件区域的公众,他们更为关注是否会危及自身及家人的健康,也能够比较积极主动地去寻求、关注相关的信息,因此可以采取的沟通渠道包括通过传统媒体发布核心信息、通过新媒体进行传递或者发放健康传播资料、设置宣传栏等,在必要的情况下可以考虑开通电话咨询热线和举办健康科普讲座。对于关心事件发生发展的一般公众,由于威胁距离他们较远,可以采用被动性的渠道如及时通过传统媒体和新媒体进行核心信息的发布和传递。

第六节 谣言应对

一、谣言及谣言的特点

法国学者卡普费雷认为,谣言是:"在社会中出现并流传的未经官方公开证实或已经被官方所辟谣的信息。虽然它是很普通的社会现象,但是一经传播,即给社会稳定带来隐患"。

谣言具有以下几个特点:

(一)重要性强

通常情况下,谣言所涉事件,往往也是谣言发生时与人们切身利益密切相关,因而也最受人们关注的事件。同时,也正是由于这种关注,使得人们会去积极主动地传播与之相关的信息。

(二)传播范围广

现代科技日新月异,特别是网络、手机等新媒体的迅速勃兴,使得信息的传播更加便捷,传播的渠道更加多元化。由于谣言重要性强的特点,在包括突发公共卫生事件在内的突发公共事件中,谣言以一种人类的基本精神需求的性质被广泛传播。此外,应当注意到,在传统的谣言传播中,人们主要依靠口耳相传的人际传播渠道传播谣言,但在当今大众传播大行其道的时代,大众传媒也不自觉地在一定程度上加入了谣言传播的传播链,使谣言的传播同时在两个层面上被有力地推进着,进一步扩大谣言的传播范围。

(三)危害性大

由于突发公共卫生事件往往与人们的切身利益密切相关,因此当人们面对有关突发公共卫生事件的谣言时,如果当时事件信息尚未明朗化,人们往往抱有“宁可信其有不可信其无”的心态。同时,出于对家人、朋友、同事的善意关心(大部分情况是这样),会在对相关信息“添油加醋”融入自己的理解后继续向他人传播。这种心理上的过度防范会间接导致群体认知的混乱,乃至行为的偏离,最终严重干扰人们正常的生产、生活秩序,产生巨大的危害性。

2003年4月1日,正是香港SARS肆虐、人人为之焦虑之时。当天,一名停课在家的14岁少年将流传于新闻组、ICQ上的“香港将宣布成为疫埠”的谣言制作成《明报》即时新闻网页的模样,并上传至与明报网站相似的网址。于是,这则以“明报专讯”名义发布的网络谣言顿时造成社会恐慌,甚至在当天下午就导致部分香港居民掀起抢购风潮。这对于为应对SARS已全力运转的香港特区政府而言,无异于雪上加霜。

(四)传播速度快

谣言的传播比疾病本身更快。在以往口耳相传的年代,谣言从产生到传播,再到影响大众,往往需要经历“一传十,十传百”这样较长的时间过程。而现代化传播工具的诞生为谣言的迅速传播提供了可能性,现代化传播工具在现实生活中的普及,又为谣言的迅速扩散提供了可操作性。在现代信息社会,谣言一旦产生,就会以几何速率在社会公众中传播开来。事实证明,绝大多数谣言是通过互联网、手机等现代化的新兴媒体来传播的。以“北京地震当晚将发生余震”的谣言为例,这个谣言最先出现在一个QQ群中,然后被人转贴到了论坛,接着被几个网站摘抄,最后迅速传到网民中间。而这些网民又通过MSN、QQ、博客、电子邮件和手机短信与亲朋好友沟通,并造成这一谣言在地震发生后1小时内被迅速散布。网民在这种临时性的集体行为中获得了受尊重、受关注的满足,同时利用群体获取了心理或物质上的满足。曾有学者解释谣言传播迅速的原因,他认为,“没有东西能阻挡它,也就是说谣言一旦出笼,我们就不再能控制它,答案就是因为形象的集体意识已经被迷惑了。”

(五)信息虚假性

社会学将谣言与“小道消息”视为传闻的两种形式,认为谣言作为传闻的一种形式,与小道消息不同:“小道消息”可以是真,也可以是假,而谣言则总是假的。社会谣言特有的产生机制,注定它从产生的那一刻起便具有虚假性。

二、谣言应对

1. 分析谣言基本性质,可通过与受谣言影响的人或受损害的人对话,对谣言产生的原因、来源、传播的范围、影响的程度及发展的趋势等有宏观的把握。

2. 分析不同的谣言传播动机,把握谣言传播中为了提醒亲人朋友注意防范与为了个人或特定公司、组织私利的动机比例。

3. 找出谣言传播中的意见领袖,即在一定范围内有重要影响力的人。

4. 界定不同层次的利益相关者,包括核心利益相关者、次利益相关者、边缘利益相关者等。如在三鹿奶粉三聚氰胺实践中,因食用含三聚氰胺的奶粉而患结石的婴幼儿父母是核心利益相关者,食用含三聚氰胺奶制品的成年人是次利益相关者,不食用奶制品的人群是边缘利益相关者。对几个层次的利益相关者作出清晰界定,有助于谣言(危机)应对预案的制订,有助于节约成本并使应对成效最大化。

5. 制订谣言(危机)应对预案,明确分工,落实责任。

(1)及时、准确对外发布权威信息:突发公共卫生事件发生后,社会公众的心理非常敏感,尽管会倾向于相信权威程度高的信息源,但也很可能盲目从众,被一些别有用心的人利用。这时候,政府、公共卫生机构、卫生企业应该立即站出来告诉大家真相,告诉大家事情的最坏底线到底在哪里,解决的办法是什么。我们必须承认,政府不是万能的,一些公共卫生危机需要动员公众一起解决。对于基本的公共信息,政府应及时、准确对外发布信息,可考虑采用新闻发布会的形式,否则可能在公众间产生信任危机。前面讲到停课在家的14岁香港少年传播"香港将宣布成为疫埠"的谣言造成社会恐慌的案例,香港特区政府有关部门就是通过立即紧急辟谣、命令明报新闻网及时澄清、强烈谴责造谣者盗用明报新闻网的行为等方式,于当天傍晚就控制住了惊慌局面,并拘捕了涉案少年。及时、准确向公众发布消息,有助于政府公信力建设,有助于占领主流舆论,使谣言无处生存。

(2)公开、透明对外发布权威信息:对外发布消息,不仅要及时、准确,还要公开、透明。及时、准确,是指反应要快,信息要准;公开、透明,是指要在获得授权及掌握一定信息的情况下,以授权程度与信息掌握程度为限对外公开信息。有些新闻事件一经出现,传播的后果就已经不是某一部门或个人能够控制得了的,事件的新闻意义和社会意义已经超出了事件本身,它会很快变成不是某个人或某一部门想不想说或者愿意不愿意说那么简单了。如果私自计划不向媒体透露,你就要做好被讹传及承担责任的风险准备。

(3)借用专家、学者发表意见:在危机状态下,或是被传播谣言的状态下,公众对被传的主体的信任持保留态度。这时如果出来说与事件相关的澄清信息,有时会适得其反,引起公众的反感,认为所说并非事实,而是为逃避责任进行的狡辩。可考虑借用专家、学者发表意见,他们由于具有较高的专业知识背景,且被认为独立于被传主体,因而会获得公众更高的信任。在北京奥运会期间,国务院新闻办公室曾请任我国驻法大使、时任外交学院院长的吴建民教授出席在北京国际新闻中心举办的新闻发布会,批评外国媒体涉华报道中体现出的报道框架与刻板成见,取得了非常好的效果。

(4)适时转移公众注意力:公众持续关注是谣言不断蔓延的重要原因。一般情况下,一个新闻事件或"谣言事件"的传播会经历一个形成、高潮、衰退的正态曲线形状。同时,新的重要新闻的出现通常会降低人们对前一新闻的关注程度。针对这一规律,我们可考虑制造事件或借用其他新闻转移公众注意力,如组织一些大型公益活动等。

三、注意事项

(一)政企分开,政府机构要注意分清职责

政府代表广泛公众利益,企业则一般有经济利益掺杂其中。如果谣言的暴发是针对企业,同时企业也可能是突发公共事件暴发的源头,那么,政府应与企业划清职责界限,否则会直接影响政府在人民心中的公信力。企业应该积极主动地回应事件处置,不应心存侥幸,等待政府的帮助,甚至绑架政府。承担起应负的责任,这不仅利于企业形象的塑造,也有利于企业的长远发展。

(二)辟谣及危机应对过程中,应注意信息的一致性,并由新闻发言人及时对外发布信息

在成立谣言(危机)应对工作小组的情况下,媒体依然可能自行联系其他人作为采访对象。而其他个人因对事件没有全面的了解与掌握,所说情况很可能与事实有所出入,同时可能被媒体断章取义,抓住他们想要的信息通过媒体加以扩大,进一步恶化危机状态。因此,应统一口径,并由新闻发言人统一对外发布信息。对于其他工作人员,应统一要求,树立危机意识,将所有采访申请转到工作小组,不擅自表态。

(三)在发布正面真实资料时,不要重复谣言本身

再次提及谣言,会使谣言得到重复传播,可能有助于谣言的继续扩散。因此,在发布材料中,应注意表述谣言内容,重点强调需要发布的正面、真实信息。在接受媒体的采访时,如果媒体提到谣言,也应先表态说:"你所提问题的前提就是错的",而后说明自己想说的内容。此外,对外发布的材料应首先提炼出关键信息,找到新闻点,在面对媒体时要反复强调已提炼出的关键信息。这样防止媒体误将谣言广泛传播。

第七章 »»

系统内沟通

第一节 概 述

一、系统内沟通的意义

突发事件发生后,医疗卫生救援相关信息同时在部门内外进行传播。一方面,大量的医疗救援的指令信息和需求信息涌进卫生系统各有关单位;另一方面,外部急需了解医疗卫生救援进展相关情况。为避免突发事件发生后,卫生系统发出的信息相互矛盾、公众无法获得所需医疗卫生救援信息等混乱状况的产生,必须加强卫生系统内部的风险沟通,保持部门间信息畅通,才能有助于迅速统一思想、共同采取行动,在突发事件处置中占据主动。同时,卫生行政部门需做好与卫生系统内各有关单位的风险沟通,协调好各部门的职责任务和协调关系,各司其职,齐心协力地开展突发事件医疗卫生应急处置。

现行的行政体制架构决定了卫生应急风险信息沟通的传输渠道和传递方式,相关风险信息的沟通渠道较为单一,由于系统内风险信息的传递一般按照层级制的,从自上而下的风险信息的领导命令制,到自下而上的风险信息报告制。上级获得的突发事件相关信息主要来自于下级的报告,上级部门依据下级报告的风险信息了解事件的规模、性质、危害等,并依此作出对突发事件应对的策略和决策。

在危机初期,卫生系统内部目前主要以自下而上沟通为主,使得上级管理者能够及时了解情况,判断危机走向。在危机暴发和发展阶段,主要是强化自上而下沟通和横向交叉沟通,可以协调、综合各个部门(单位)的信息,以加强对危机局面的整体控制和应对,加强卫生系统内部上下之间、各个部门之间的信息共享。在危机后期,可以结合自上而下沟通和自下而上沟通的形式,充分认识、评估应急管理和应对措施,总结成功的经验和失败的教训,提升对危机的判断、预警和反应能力。

二、系统内沟通的目的

在系统内开展风险沟通,能够汇总分散在各个部门的信息,包括:事件的基本情况、已采取的应对措施和投入的资源、达到或预期达到的效果等,使决策者对事件和现有应对能力有比较全面的认识,科学预测事件的后续发展趋势,有助于制订下一步工作计划。

1. 系统内通报突发事件基本情况和应对工作进展情况，使所有参与处置的部门做好应对的物质准备，控制事件风险。

2. 在发生一些较大规模的突发事件时，往往会建立一个临时的管理组织体系，因此需要明确其中各部门（单位）或岗位在突发公共卫生事件处置或其他突发事件医疗卫生救援中的工作职责和任务，特别是要明确需要两个或多个部门共同承担的职责和任务，以提高处置效率。

3. 依据现有资料开展风险评估和趋势分析，研究下一步措施和建议。

4. 评估医疗卫生部门（单位）应对救援的承受能力，如无法满足需求，应及时协调相关部门或上报情况，请求增加救援力量。

5. 与其他卫生部门或专家开展风险沟通，获取指导、帮助和支持。

6. 互通信息、交流经验、优势互补，共同提高卫生应急能力。

7. 在卫生系统内树立全员危机协同应对意识，从而使突发事件应急处置的各个环节有效衔接、有序联动。

8. 建立横向风险沟通的机制，必要时，联合开展突发公共卫生事件或突发事件医疗卫生救援，集中资源和力量协同应对。

三、系统内沟通的对象

系统内部沟通，沟通的对象包括医护人员、疾控人员、卫生监督人员和卫生行政人员和各卫生领域专家等。沟通的单位包括卫生行政部门、医疗机构、疾病预防控制机构、卫生监督机构、血液管理机构、院前急救等部门。

第二节　沟　通　信　息

突发事件发生后，基层卫生部门进行先期处置，并将信息收集汇总上报给上一级卫生部门。如果是单纯的卫生救援，涉及的卫生部门较少，动用的应急处置力量较小，相关的信息量也往往较小；而如果是突发公共卫生事件，则需要动用多个卫生部门的应急处置力量，信息量和复杂程度也大大超过前者。

一、突发事件系统内沟通的重要信息

突发公共卫生事件发生后，系统内需要开展沟通的重要信息除了事件的基本情况和采取的应对措施以外，还应了解应急医疗卫生资源和救援能力、明确各部门（单位）的职责分工和工作要求、核实应急处置专家和人员的信息，并就相关对策、建议和需要批准、审核、支持或协调的事项等收集汇总各部门的意见，分析研判，达成共识，以有力、有序、有效、科学规范地开展应急联动处置工作（见表7-1）。

二、突发事件医疗卫生救援中系统内沟通的重要信息

发生突发事件开展医疗卫生救援时，下级卫生部门（单位）应及时向上级卫生部门（单位）报告事件的基本情况、现有处置能力、已采取或拟采取的措施和需要批准、审核、支持协调的事项等。如事态有可能进一步变化，还应开展专题风险评估（见表7-2）。

表 7-1　突发事件系统内沟通的重要信息

序列	类别	重要信息
1	事件基本情况	患病人数发生范围 死亡人数 传染性 临床严重程度 发生发展趋势等
2	应急医疗卫生资源和救援能力信息	各地区、各单位卫生应急响应能力 现有实验室检测能力和救治能力 医疗队伍和床位等医疗资源信息 特种救治器械和特效药品在各医疗卫生部门（单位）内的储备信息
3	采取的应对措施信息	医疗救治措施和效果 实验室检测手段 疾病预防控制和消毒隔离 公众沟通和媒体沟通等措施
4	各部门（单位）的职责分工和工作要求	参照应急预案或者文件等相关依据，工作要求有规范报告流程和时效 监测、预警、检测、诊断和救治等技术标准 明确疫情发布的主体和渠道、健康教育的需求等
5	应急处置专家信息	包括医疗、疾控、实验室检测、心理危机干预等方面专家的信息
6	应急处置人员信息	确定各部门（单位）卫生应急处置工作联络人员和通讯联系方式等信息
7	交换其他卫生应急处置工作中需要涉及的医疗卫生行业信息	例如相关对策和建议 需要批准、审核、支持或协调事项等

　　上级卫生部门接到报告后，应尽快就应急处置人力、物力的配置、处置单位的应急管理、应急技术支持、信息发布等方面提出具体要求。开展跨地区医疗卫生救援时，应根据支援任务，及时组织相关部门做好人员队伍的组建和保障工作（见表 7-2）。

表 7-2　突发事件医疗卫生救援中系统内沟通的重要信息

部门	类别	重要信息
与上级卫生部门（单位）风险沟通	事件基本情况	突发事件的性质、突发事件涉及救治的人数和主要症状
	现有能力和措施	医疗卫生救援措施和救治能力，包括医疗急救车调度数、参与救治医疗机构、协调专家会诊等情况
	风险评估情况	突发事件对健康危害程度的评价和事件风险的发展趋势
	其他事项	需要批准、审核、支持协调的事项

续表

部门	类别	重要信息
与下级卫生部门（单位）风险沟通	本地区发生突发事件开展医疗卫生救援	要求参与应急救援的医疗机构加强门诊、急诊管理和应诊的医疗技术力量，保证急救"绿色通道"的畅通 加强医疗救援先期处置力量的配置，要求相关单位增加当班急救车辆，并确保急救车辆的正常运转和急救药品器械的充足供应 完善并落实各项值班制度和应急预案 要求医疗卫生单位做好病例信息的统计汇总和报告 制订心理危机干预实施方案，并适时开展工作 下发诊疗、检测和防护等标准 明确媒体和公众沟通的主体和渠道，一般由卫生行政部门负责
	其他地区发生突发事件开展跨地区医疗卫生救援	明确支援任务和要求，成立工作领导小组，第一时间动员部署组建若干工作小组共同开展应急处置工作。例如综合协调组、疫情防控组、医疗救治组、新闻宣传组和物资保障组等 根据支援任务，要求相关部门（单位）组织医疗救援队、救灾防疫队、院前急救队等，单一或联合开展跨地区的医疗卫生救援工作 为医疗卫生救援队配备必要的通讯、交通和后勤保障装备等

三、跨地区卫生部门间沟通的重要信息

　　跨地区卫生部门之间的风险沟通应注重建立风险沟通的省际联防联控工作机制，加强日常风险评估、突发公共卫生事件等信息的互通，交流工作经验，并建立各类支援机制（见表7-3）。一旦发生事件需要协同处置时，确保相关信息能够及时交互、共享。

表7-3　跨地区卫生部门间沟通的重要信息

类别	重要信息
平时准备	通报辖区内日常风险评估结果、突发公共卫生事件发生基本情况和发展趋势等情况 交流卫生应急准备和处置经验，互派工作人员进行学习、交流和培训 会商建立血液、药品、专家、应急队伍、实验室检测能力等方面的支援机制
应急处置	建立联动开展突发公共卫生事件应对和突发事件医疗卫生救援的工作机制，减轻和消除风险 事件所在地的卫生部门应明确提出所需的医疗卫生救援人数、专业要求、工作地点、是否需要携带医疗设备等工作需求，以便其他地方卫生部门有的放矢地制订救援方案、调配救援力量 邻近省市突发事件的通报、协查

第三节　沟　通　方　式

　　卫生系统内部信息沟通模式较为单一，以垂直沟通为主：一种是来自下级部门向上级部门的报告；另一种是上级部门对下级部门的命令指挥。这种模式可以有效地整合全行业

医疗卫生资源,满足突发事件应对的需求。

　　系统内部沟通时,一般按照日常的工作沟通模式进行风险沟通。与上级卫生部门(单位)沟通时,一般由医疗卫生单位的综合管理部门(如办公室等)负责;与下级卫生部门(单位)沟通时,由上级卫生主管部门对所辖的业务条线进行工作布置和业务指导。例如,卫生应急管理部门负责与各下级卫生部门(单位)应急工作分管部门进行沟通;卫生新闻部门指导下级卫生部门(单位)信息发布工作,并负责与媒体沟通。

一、正式沟通和非正式沟通

　　根据突发事件的紧急程度和所具备的客观条件,系统内进行风险沟通时,可分为正式沟通和非正式沟通,但要以正式沟通方式为主,非正式沟通方式为辅。

　　正式沟通是指卫生部门(单位)间以公函、文件、会议等形式进行的风险沟通。正式沟通的优点是约束力较强,效果较好且易于保密,通常重要信息、文件、决策等都应采用这种方式进行沟通。但是,正式沟通往往要通过层层传递,有时显得很刻板、沟通速度也较慢。

　　非正式沟通是卫生部门(单位)在正式沟通渠道之外的各种沟通活动,特点是具有自发性、情感性、非强制性以及灵活性。非正式沟通形式较多,例如电话、短信、网络传真、网络即时通讯工具等。非正式沟通的优点是传递方式较为便捷,信息传递速度较快,在紧急情况下较多采用。但是这种沟通方式容易导致信息出错、遗漏、失真、片面,且无从查证、可能会产生谣言。

　　采用哪种方式进行沟通,一是看事件的紧急程度,二是看法律、法规规定的要求。在事件不是特别紧急的情况下,主要采用书面沟通和会议沟通的渠道进行风险沟通,形式有汇报、请示、报告、通报、简报、会议纪要等。事件非常紧急的情况下,首先口头沟通,形式有当面、电话、视频、网络等。如果是法律、法规、预案明确规定需书面沟通的事件,则必须要采用公文沟通的形式。无论采用何种方式,在事件发生之初有大量信息涌入时,沟通的频率往往较高,以便及时传递、反馈信息,确保掌握事态进展。

二、系统内正式风险沟通的主要方式

　　1. 文件沟通　日常卫生应急工作的沟通,最常见的主要是各种公文、便函,包含了日常卫生应急工作的计划部署、应急准备、应急预案、常见多发的疫情信息等。

　　2. 会议沟通　会议沟通也是正式沟通常用的方式之一,卫生应急处置的组织和重大决策的制订往往都采用会议沟通这种形式,例如工作部署会议、风险评估会议、防控工作例会、视频会商等。通过会议,可以使各部门(单位)明确共同的目标及本部门(单位)的工作职责和任务,更好地确定工作流程及应对方法。特别是在涉及系统内多条线、多部门、多单位共同参与,协同处置突发事件时,召开会议可面对面交流思想和认识,集思广益、达成共识,因此是最有效的沟通方式。但值得注意的是,会议召集者和出席者在召开会议前必须要有所准备,使与会者充分参与、充分思考、充分交流,达到会议召开的目的,必要时形成会议纪要,以备查阅。

　　3. 电视电话会议　在系统内风险沟通的对象人数较多、涉及的卫生部门(单位)间相距较远、事件处置时效性要求高的情况下,可以充分利用现代通讯和网络技术,采用电视电话会议形式进行沟通,可以多部门参与、双向交流,及时交换信息和意见,快速商讨应对措施,尽快达成共识。也可应用于对进行现场处置的医疗卫生机构开展指导,可同时汇集多方专家的专业意见,通过召开电视电话会议,实现在两个或多个地点的相关部门(单位)之间举行会议,并实时传送声音、图像等,使参加会议的人可以充分发表意见,同时观察对方的形象、动作、表情等,感到如同和对方进行"面对面"交谈,在效果上可以代替现场举行会议。当发生重大突发事件需要进行紧急医疗卫生救援时,可以请求召开紧急会议或电视电话会议等,向上级卫生部门报告事件的基本信息、发展趋势、应对措施,寻求支持和指导等。例如,为加强上海世博会卫生保障工作,世博期间,原卫生部建立了上海世博会卫生保障工作视频会商制度,原卫生部相关司局、上海、江苏、浙江卫生厅和食品药品监督管理局每周会商一次,通报工作进展,提出困难和需要协调的建议,并共同研究提出解决的方案和措施。

4. 工作简报 简报是传递某方面信息的简短的内部小报,具有汇报性、交流性、连续性和指导性的特点,类似于简报的内部小报还有"动态"、"简讯"、"要情"、"摘报"、"工作通讯"等。现行的卫生应急工作简报,既有区域(单位)卫生应急工作简报,反映了区域内(单位)相关的会议、演练、培训、传染病防控等信息,又有国家卫生计生委下发的卫生应急工作简报,后者收集汇总全国各地开展的卫生应急信息。有关的卫生应急工作简报,起到了国家卫生计生委与地方之间的双向沟通、地方与地方之间的平行沟通等作用,是卫生应急管理工作交流学习的平台。

5. 风险评估 2011年卫生部启动了突发事件公共卫生风险评估工作,要求针对各类可能影响公众健康的突发事件开展公共卫生风险评估,通过传染病和突发公共卫生事件网络直报、国内外疫情监测和网络舆情监测等多渠道获得的信息来开展分析研判,预测事件发展趋势和风险高低,研究提出应对措施和建议等。要求各地卫生部门定期组织专家开展突发事件公共卫生风险评估,每月形成本地区、本部门突发事件公共卫生风险评估报告,逐级上报卫生部。通过开展风险评估工作,为卫生系统内部各相关部门(单位)提供了风险信息交流、信息共享的机制和交流研讨的平台,带动卫生应急管理从单纯的突发事件应对向全过程风险管理转变,从根本上提高针对各类突发事件潜在风险的识别能力、卫生应急响应能力和决策能力。

三、系统内风险沟通的工具

进行风险沟通的工具有很多,沟通对象不同,选择的工具不同,产生的效果也不同,要掌握每一种沟通工具的利与弊。在事先已经明确沟通对象需求的情况下,沟通内容要简单明了、有所侧重,一次沟通的信息量不能过大,尽量提供对方需要的关键讯息。

1. 传统工具

(1)电话、传真:突发公共事件发生后,沟通时一定要注意时效性,利用电话、传真等方法尽快沟通,使上级卫生部门第一时间获得突发事件发生的基本情况、伤亡情况、救援情况、应对措施等。

(2)向系统内单位发放简报、通讯、内参等内部传阅刊物,例如现有的舆情监测报告、月度的突发事件公共卫生风险评估报告、卫生应急工作简报等。

2. 新型工具 科技的进步丰富了沟通的表现形式、扩大了沟通的受众面,大大提高了风险沟通的效率,其重要性日益显现,逐渐成为联络的常用手段。

（1）互联网的应用：采用内部网站及时沟通最新信息，还可以通过网络直报来及时报告突发事件信息。例如现行的法定传染病和突发公共卫生事件网络直报系统。

（2）短信群发和群发传真：让需要进行沟通的风险信息瞬间到达批量用户，操作简便、发送通道畅通。

（3）聊天软件：通过建立不同的聊天群组，可以根据需要同时与不同的沟通对象交换文字、文件、图片、视频等信息，并使同一群组内所有人员共享信息，互动性更为显著。

第四节　沟通技巧

系统内部沟通应遵循逐级沟通和正式沟通为主的原则，尽量避免越级传递和非正式渠道的风险沟通；沟通过程中要适当控制风险信息传递的数量和范围，但要避免信息过分保密或随意扩散的倾向。

一、与上级卫生部门进行风险沟通的注意点

1. 急事急报，要事专报　紧急事件可通过电话、快报等形式上报卫生行政部门，报告事件发生发展的情况、伤亡人数，已经采取的应对措施和下一步应对工作计划和建议等，随后再以专报等形式逐级上报。

2. 信息准确，完整沟通　与上级卫生部门进行沟通时，详细报告关于事件发生后伤者情况、救治过程、流行病学调查情况、检验结果、救治措施、下一步应对计划和建议等。沟通时可使用医学专业术语，使上级卫生部门详细、完整的了解事件的性质、规模、等级及先期处置工作的开展情况，以便组织专家进行有效研判，有的放矢地对后续工作措施进行指导；必要时，调动其他地区医疗卫生资源予以支持和配合。

3. 注重平时，定期沟通　定期开展本地区突发事件公共卫生风险评估工作，评估工作原则上每月一次，如遇突发事件时也可随时开展突发事件公共卫生专题评估，评估结果要及时向上级卫生部门报告。报告内容有事件风险程度、评估依据、应对措施和风险管理建议，以便上级部门了解突发公共卫生事件的潜在风险和可能趋势，评判应对措施是否可行等。

4. 统一口径，加强沟通　无论对内对外、对上对下，沟通时必须遵循统一口径的原则，避免发生信息不一致的情况。突发事件发生后，事态可能会不断变化发展，为了持续做好风险沟通工作，必须确定一个部门牵头，会同相关部门（单位）收集汇总医疗救治、疾病预防控制、卫生监督等各个部门的医疗卫生救援信息，统一向上级卫生部门报告并进行沟通。

5. 积极请示，寻求支持　在处置突发事件过程中，医疗卫生单位在遇到难以解决的技术、资源等方面的困难和问题时，要及时向上级卫生部门进行请示，寻求加强医疗卫生救援所需的医疗力量、专家资源、技术支持、药品器械、救援设备以及跨部门和跨地区协同处置等方面的支持。

二、与下级卫生部门进行风险沟通的注意点

1. 统一指挥　突发事件应急处置要坚持统一领导、分工协作的工作机制。突发事件一旦发生，需要开展应急处置和医疗卫生救援时，首先要在系统内建立一个职责明确、责权清

晰的应急指挥组织体系，根据事件的性质，制订相应的处置流程，规范系统内部各相关部门的工作权限，确保系统内部各相关部门各司其职、步调一致、协同配合、综合应对。

2. 逐级沟通 在与下级卫生部门（单位）进行沟通时，尽量遵循逐级沟通的原则来进行工作部署、提出工作要求等。沟通形式以书面沟通为主，口头沟通为辅。尽量避免与所属部门（单位）的内设科室进行直接沟通或越级沟通。例如，上级卫生部门需要下级卫生部门（单位）提供一份突发事件报告等材料，尽量通过下级卫生部门（单位）的综合协调办公室来布置工作。特殊情况下，如上级卫生部门在组织专家咨询论证过程中，为确保专家论证意见的完整性、准确性，和决策的正确性，在需要了解某个数据或检测结果等情况时，可以采取越级沟通。

3. 沟通准备 为确保系统内部开展风险沟通的及时有效，要未雨绸缪，事先准备，加强培训，使下级部门（单位）和员工了解内部沟通的重要性和本系统内部的风险沟通计划和预案、掌握紧急状态下上级部门常用的沟通方法、沟通渠道以及急需的信息要素，以确保各种情况下系统内部沟通的便利、顺畅和有效。

4. 指令明确 与下级卫生部门（单位）沟通的主要目的是使其明确工作职责、工作权限、工作任务、工作流程和工作时限等，要求表述清楚、言辞达意，确保事件处置的相关部门、单位和个人能正确理解各自的工作要求。因此，如上级卫生部门在传递信息时含混不清、词不达意，会导致下级卫生部门（单位）错误的解读，以致影响其对工作任务和工作要求等的准确理解和贯彻执行。所以，指令表述的含义明确、用词贴切是上级卫生部门下达指令性语言的第一要素。行文语句的准确妥当，需以概念的清晰、表达的无误为前提。

5. 信息准确 上级卫生部门应要求下级卫生部门（单位）对报送的信息进行审核，确保报送信息的内容、数据等准确无误。在事实情况不清、事件性质复杂或所需要的信息内容把握不准时，更应该加强与下级卫生部门的沟通。

6. 统一口径 突发事件发生后，除了系统内部需要大量的信息，同样的，系统外部对于信息也有很大的需求量，规范的信息授权发布，才能确保发布信息的口径一致和权威性。在风险信息沟通的实施过程中，需要"疏堵"结合，"疏"对外，要根据事前的部署，由主管部门或指定相关部门、单位、发言人发布信息；"堵"对内，必须戒绝下级卫生部门、单位、个人未经授权便擅自对外发布信息的情况。同时，"统一口径"不仅是指对外部的沟通，也适用系统内部的沟通解释。

7. 双向沟通 在系统内部，沟通往往是单向的，即上级卫生部门向下级部门（单位）传达指令，下级部门（单位）反馈信息和落实情况，这样的沟通既不利于上级卫生行政部门全面了解掌握信息，也不利于下级部门（单位）及时反馈意见。所以，单向沟通必须变为双向沟通，上级卫生部门应鼓励下级部门（单位）提出突发事件应对的策略和建议，增加下级部门的（单位）参与感和积极性。

三、部门（单位）内风险沟通的注意点

1. 增强部门（单位）工作人员开展内部风险沟通的意识和理念，提高其参与内部的风险沟通的主动性和积极性，建立部门（单位）内部开展风险沟通的工作平台，构筑畅通便捷的内部风险沟通渠道，为经常性地开展日常风险沟通创造良好的沟通环境和氛围。

2. 共同参与突发事件处置,丰富部门(单位)内工作人员风险沟通的实践经验,培养工作人员之间的合作精神以及协同作战能力。

3. 各部门(单位)内部开展沟通时,会有不同立场、不同态度、不同观点,各部门(单位)应本着做好突发事件应对工作为目的,以提高效率为宗旨,寻求最佳解决方案。

四、跨地区卫生部门间风险沟通的注意点

1. 应在上级卫生部门的指导下开展风险沟通工作。
2. 建立长效的风险沟通机制,并争取当地人民政府的支持。

第五节　主　要　问　题

突发事件发生后,现场处置部门(单位)往往由于短时间内涌入的大量信息有待核实梳理,注意力集中在事件处置上,缺乏风险沟通的意识等原因,造成沟通片面、缺失或滞后。而上级卫生部门(单位)需要尽快了解情况,以便客观判断事态严重程度,准确指导开展处置工作。两者之间存在的矛盾,将对卫生应急处置工作造成影响。

一、沟通不畅的影响

1. 各部门间信息闭塞,形成信息孤岛或信息壁垒,导致重复工作,效率低下;
2. 各部门各自为政,没有战斗力,执行力下降;
3. 缺乏沟通往往导致医疗卫生部门(单位)间出现信任危机,严重时会影响突发事件医疗卫生救援工作的展开速度、救援效率和救援成效。

二、沟通不畅的成因

1. 风险沟通意识不强。一方面,面对突发公共卫生事件或者重大突发事件需要医疗卫生救援时,在全力救援的同时却忽略了及时报告等风险沟通环节,直到事件难以控制时才会想起报告和请求支援。另一方面,医疗卫生单位的日常风险评估信息没有及时向有关单位进行通报。

2. 卫生系统内部门(单位)间尚未建立长效风险沟通机制。面对不同类型突发事件发生时,不知道要找哪个部门进行沟通,也不清楚要向谁了解,以及如何进行有效的风险沟通。

3. 突发事件卫生应急风险沟通的计划、方案、指南等指导性文件有待完善,医疗卫生人员风险沟通能力有待加强。

4. 对外进行风险沟通时,各卫生部门口径不一致。对外发布的信息不统一、甚至相互矛盾的情况发生后,风险沟通本身反而会造成信息混乱、引人猜疑,并引起危机。例如补碘过量,地方与卫生部口径不一致,更引发公众质疑。

三、风险沟通障碍及原因分析

1. **人员和岗位因素**　医疗卫生单位内风险沟通岗位设置时,要挑选具备一定工作经验的人担任,熟悉医疗卫生救援工作,并有良好的人际沟通和交往能力,确保风险信息沟通的畅通和沟通的准确性。

2. 组织结构因素 医疗卫生系统缺乏风险沟通的机制和制度，缺乏部门（单位）间风险信息沟通和交流，可能导致一些重要的风险信息被忽视。

3. 技术因素 技术因素主要是指风险信息沟通的载体和沟通的工具。沟通工具的效率也是影响风险沟通效果的重要因素，在风险沟通时要注意时效性，选择方便、快捷、可靠的沟通工具。

第六节 举 例 说 明

一、与上级卫生部门风险沟通的举例说明

1. 事件报告 报告是与上级卫生部门进行风险沟通的主要形式。事件报告一般用于突发事件发生后，危害还未完全控制和消除的期间，反映相关的卫生部门收集、汇总的医疗卫生救援信息，如伤患基本信息、院前急救信息、院内救治信息、疾控流行病学调查信息以及下一步应对措施和建议等。报告须详细、专业、严谨。事件报告可以是一次性的，亦可根据事件发展态势和控制效果进行初报和续报。

强调时效性的信息初报是下级部门（单位）向上级卫生部门风险沟通的难点，因此必须事先明确事件信息初报的报告标准、报告流程和有关要求，力求简单明了、操作易行。突发事件导致批量伤员，卫生部门开展医疗卫生救援时，既要确保报告的病例信息数据的准确性，又要确保信息报告的及时性。因此，信息初报内容应侧重于突发事件发生的时间、地点、伤亡人数、总体伤情程度、救治措施以及需要上级卫生部门提供的支持援助等，使上级卫生部门在第一时间对突发事件的基本概况有一个比较全面的了解。而突发事件的级别、事件原因、个案伤情、伤员身份等信息可在后续的信息续报中详细描述。

信息续报的内容可以包括，伤病员急诊留观和住院治疗人数、个案伤情、伤情分级和转归、在不同医院的救治分布情况、专家会诊、转院分流以及进一步医疗救援的措施和建议等。事件报告还可结合实际情况，采取工作简报、信息专报、专题报告等多种形式，简化程序、快速报送突发事件医疗卫生救援信息。

例1：突发事件医疗卫生救援工作信息报告（见表7-4）。

例2：突发公共卫生事件信息报告。

在"关于在××市发现一例××病例的情况报告"中，包含了以下基本内容：

一是病例的姓名、性别、年龄、职业和住址等基本情况；

二是发病、诊疗和报告的详细情况；

三是流行病学调查和试验室检测结果；

四是现阶段病人救治情况和专家会诊意见；

五是针对事件发展的态势开展风险评估，提出下一步应对措施。

2. 请示 请示是下级机关向上级机关请求对某项工作、问题作出指示，对某项政策界限给予明确，对某个事项予以审核批准时使用的一种请求性公文。在突发事件具体处置和应对过程中，在超过了自身处置权限或处置能力时，事发地的卫生部门应紧急向上级卫生部门请示，可包括电话请示、书面请示等，争取获得上级主管部门的关注和支持，或授权事发地卫生部门先期处置，或协调相关医疗卫生资源赴事发地协同处置。

表7-4 突发事件批量伤员初报样表

报告单位:			
联系人员		联系电话	
批量伤病员致伤(病)原因:(简要介绍)			
1. 突发事件伤病员数量: 　男:＿＿人;女:＿＿人;其中,孕妇:＿＿人;儿童:＿＿人			
2. 伤病员基本情况 　轻伤:＿＿人;重伤:＿＿人;危重:＿＿人;死亡:＿＿人			
3. 伤病员主要症状: 　① 　② 　③ 　④ 　⑤ 　⑥			
措施和建议			

填表人:
填报时间: 年 月 日 时 分

二、跨地区卫生部门间风险沟通的举例说明

1. **长三角公共卫生合作机制** 长三角洲公共卫生临床协会、原长三角洲传染病医院协作中心于 1986 年在上海成立,目前已拥有 14 家成员单位,包括上海市公共卫生临床中心、浙江省杭州市第六人民医院、江苏省南京市第二人民医院等,覆盖了长三角 16 个城市中的 14 个城市。协会每两年召开一次学术交流大会、一次成员单位院长工作交流会,就学科进展、卫生热点话题进行广泛的交流和讨论。多年来,各成员单位形成了良好的协作关系,除了学术交流形成制度外,还有成员单位之间互派进修生、管理人员交流互访等,并实现了相关信息的共享。特别是在 1988 年、1994 年及 2003 年各地区出现传染病流行时,这一合作体系显现出明显的优势。

2. **世博会期间省际血液保障联动机制** 为了保障 2010 年上海世博会期间血液供应,卫生部建立了世博会期间省际血液保障联动机制,确保上海发生血液短缺时,一、二、三线援助省(区、市)应按照卫生部指令,以议定方式将所需血液运抵上海。为此,还专门举行了省际血液保障联动演练。

88

第八章 >>

政府及部门间沟通

第一节 概　述

凡事"预则立，不预则废"，一个具有良好的沟通意识和沟通能力的卫生应急管理部门，在风险来临之时才能够及时获得系统外部各方的理解、配合与支持，才能有效地联动各方资源协同开展卫生应急处置工作。

一、沟通意义

在发生突发事件时，往往需要多部门按其职责协同开展应急处置工作。在处置过程中，各相关部门既会产生一定量的风险信息，同时也需要外部信息的支持。因此，各类突发事件应急处置的牵头部门既要收集汇总各部门的风险信息，同时也要将风险信息与相关参与部门进行沟通与共享，才能确保各部门掌握的风险信息的客观、全面和完整，才能确保各级政府决策的正确性和科学性，才能确保突发事件应对的有效联动、综合处置。

突发公共卫生事件应对和突发事件医疗卫生救援工作面临很多不确定的因素，现有医疗卫生应急资源和应急准备还需要进一步完善以满足应对各类突发事件对医疗卫生救援工作的需求。因此，除了卫生部门需要不断加强自身的能力建设以外，还需要加强与系统外部单位，特别是与各政府部门的风险沟通，积极争取上级部门的支持、各相关政府部门的联动和社会力量的配合等才能创造这种良好的工作环境，推动卫生应急管理工作的可持续发展。

二、沟通目的

通过风险沟通过程，将单一部门掌握的信息变为所有相关部门掌握的信息，相关部门对于整体情况有所了解后，牵头部门将获得充分的理解和必要的配合，便于有效开展联动处置。

1. 及时传递健康风险隐患信息　就政府部门间的风险沟通而言，一种情形是将卫生应急风险信息及时通报相关政府部门（单位），向外传输；另一种情形是有关部门（单位）及时提供或帮助卫生部门全面获取可能危害公众健康的信息，有助于卫生部门及时进行医疗卫生干预或医疗卫生救援，减小风险危害程度。

2. 加强风险处置信息的反馈　将卫生部门掌握风险的相关信息和医疗卫生救援工作的

相关信息传递给其他部门，可获得其他部门的理解、支持和配合，同时避免政府和相关部门对卫生部门相关措施和建议提出不必要的质疑。

3. 确保联动处置的及时有效　突发事件处置的相关政府部门在充分了解、掌握各方面风险信息的基础上，结合自身的工作职责和联动任务，采取更为有效的联动处置措施。从而达到综合各种力量、整合各方资源，对突发事件做出快速、有序、高效响应的目的。

4. 避免任务分工冲突　依据法律、法规、预案等，明确各类突发事件中各部门的工作职责，并加强相互间的沟通，避免发生与其他部门之间职责任务交叉或不清的情况发生。

三、沟通对象

政府及部门间沟通，沟通的对象包括同级和事发地人民政府的办公厅、应急办、新闻办、外办等；检验检疫、公安、环保、食药监、教育、水务、红会、爱卫等联动处置部门；发改委、经委、财政、民政、科委、人保、交通、运输、通信等保障部门；以及安监、农业、武警部队、铁路、民航、旅游、建交等其他行业主管部门。

第二节　沟 通 信 息

参与处置突发事件的单位和部门，由于各自的职责不同，因此需要的信息也不同，比如，除了事件的基本情况以外，政府部门往往还需要了解处置力量的投入和配合情况、事件可能对社会公众造成的影响等信息。了解不同部门对信息的不同需求，才能有针对性地选择对方需要的重要信息来进行风险沟通，提高沟通的效率。

所谓重要信息，一是用来回答政府及相关部门所提出的问题和关注点；二是提出卫生部门需要政府及相关部门支持配合的有关事项。卫生部门在与同级人民政府沟通过程中，最理想、最有效的沟通结果是让其清楚地了解：一是卫生部门知道了什么；二是卫生部门什么时候知道的；三是卫生部门对此做了什么；四是卫生部门还需要哪些方面的支持与协调。

一、突发事件政府及部门间沟通的重要信息

突发公共卫生事件发生后，与政府及其他部门风险沟通的内容包括（见表8-1）：

1. 突发公共卫生事件的性质；
2. 突发公共卫生事件发生的原因分析；
3. 突发公共卫生事件发生的病例数、波及的范围；
4. 突发公共卫生事件引起的临床症状等危害程度；
5. 卫生部门应对突发公共卫生事件的医疗救治、实验室检测等能力；
6. 突发公共卫生事件的发生发展的趋势研判；
7. 国家对突发公共卫生事件防控工作的要求，本地区突发公共卫生事件的具体防控措施；
8. 其他国家和地区突发公共卫生事件发生情况、应对策略和应对措施；
9. 各行业、系统、部门内突发公共卫生事件防控的有关措施；
10. 开展突发公共卫生事件防控措施所需的人力、财力、物力，以及需要各参与防控工作的相关部门提供的支持和配合等事宜；

11. 卫生部门即将新闻发布的有关信息等。

表8-1　传染病类突发公共卫生事件政府及部门间沟通的重要信息

类别	重要信息
疾病的基本特性	疾病是如何传播的
	疾病的传染强度怎样
	疾病的易感人群
	疾病的主要临床表现
	疾病对公众健康的危害程度
	疾病是否会造成人员死亡
应对措施方面	如何防止疾病扩散
	是否可以有效治疗
	是否有特效抗生素和抗毒药物
	是否可以接种疫苗
	实验室能否快速诊断疾病
	是否有足够的医疗设备和床位救治患者
	患者和密切接触者是否需要隔离检疫
	隔离检疫时间要多长
	公众如何自我防范
	主要的联动处置部门(单位)及其联动内容和要求
	需要构建何种应急指挥协调的组织架构
	需要哪方面的支持和配合
	防控措施需要多少经费支持

二、突发事件医疗卫生救援中政府及部门间沟通的重要信息

发生突发事件开展医疗卫生救援时,需要沟通的内容相对而言比较简单,相关重要信息如下(见表8-2):

1. 突发事件现场伤亡情况:伤亡人数,伤情判定,患者中是否有儿童、孕妇等;
2. 卫生部门现场救援措施;
3. 医疗机构收治伤病员相关信息,院内收治人数、院内伤病员救治情况、伤情判定情况;
4. 专家会诊情况,以及对后续救治建议;
5. 院内救治的患者伤情转归;
6. 医疗救治过程中,需要同级人民政府协调、支持的事宜等;
7. 医疗卫生部门即将新闻发布的有关信息。

表8-2　突发事件医疗卫生救援中政府及部门间沟通的重要信息

类别	重要信息
突发事件涉及伤病员信息	突发事件现场伤病人数?死亡多少人
	到医院就诊伤员人数?伤员的伤情情况
	收治入院的伤员人数?可能的伤情转归情况是否还会新增死亡病例

续表

类别	重要信息
应对措施方面	卫生行政部门是否有效组织医疗卫生救援工作
	承担紧急救援的医疗机构是否有足够的救治能力、救治床位和救治设施
	治疗措施是否有效
	是否需要专科治疗
	是否需要其他地区专家会诊
	需要多少治疗经费
	需要哪方面的支持和配合
	如何组织开展医疗救援信息的发布工作

三、卫生部门需要政府及相关部门支持配合的重要信息

卫生部门在开展突发公共卫生事件和医疗卫生应急救援工作时，需要政府及相关部门的大力支持和配合。例如 2008 年在四川汶川大地震的抗震救援中，卫生部门派出了疾病预防、医疗救治、卫生监督、心理干预等救援队伍，卫生部门协调有关政府部门给予多方面的支持与配合，如协调交通部门做好交通保障、财政部门做好资金保障、机场管理部门做好物资运输保障、发改委做好应急物资保障等，确保了医疗卫生应急救援工作能够及时有效地开展。依据突发公共卫生事件处置相关预案，沟通的主要内容有：

1. **应急物资** 重大突发公共卫生事件发生后，卫生部门为确保救治药品、疫苗、检测试剂和消杀灭药剂等应急物资的及时供应、充分储备，应按照工作预案主动与同级人民政府发改委沟通，由发改委牵头论证并落实相关应急物资的调用与储备工作。

2. **宣传教育** 为做好社会公众突发公共卫生事件应急知识的普及教育，指导公众以科学的行为和方式对待突发公共卫生事件，卫生部门应编制相关健康教育内容，并与同级人民政府新闻宣传主管部门沟通，利用广播、影视、报刊、互联网、手册等多种形式及时报道突发公共卫生事件的信息，正确引导舆论。加强健康教育、心理危机干预和防病知识普及等。其中，应特别重视对网络、微博等社会化媒体信息发布的管理和引导。

3. **强制隔离** 按照《中华人民共和国传染病防治法》，在发生甲类传染病或乙类传染病参照甲类管理的传染病疫情时，依法对确诊病例、疑似病例、集中医学观察对象采取隔离措施，当出现隔离对象不配合卫生部门依法采取的隔离措施时，各级卫生部门应及时主动与同级公安部门沟通，由各级公安部门负责依法落实强制隔离措施。

4. **经费保障** 卫生行政部门应主动与同级人民政府财政管理部门沟通，申请本部门突发公共卫生事件应急处置所需的工作经费。由财政部门根据工作预案收集、汇总、论证、安排涉及突发公共卫生事件应急处置各部门（单位）经费需求，并做好工作经费和捐赠资金使用的监督管理工作。同时，作为突发公共卫生事件处置的牵头单位，卫生部门还应与人保部门沟通，由其制订各类突发公共事件中伤病员的医保支付政策，落实应急医疗救治费用；与民政部门沟通，由其落实困难群众应急救助方案，保障贫困人口获得必要的医疗救治服务。

5. **废弃物处置** 突发公共卫生事件防控中，除了医疗卫生机构中产生的医疗废弃物，还涉及机场、铁路、航运使用的各类交通运输工具和集中医学观察点所产生的医疗废弃物，

卫生部门应与环保部门沟通,由其负责协调有关医疗废弃物运输和处置单位来做好相关场所医疗废弃物的集中收集、规范运输和无害化处理。

6. 协同防控 突发公共卫生事件发生后,卫生部门除了要加强与直接参与防控工作的政府部门开展沟通,还要与可能对传染病传播、防控产生间接影响的相关系统和行业的主管部门进行沟通,如教育系统、军队系统、公共服务行业等。要求其按照针对突发公共卫生事件制定的预案中提出的应急防控措施,加强本行业或系统内的宣传教育,并落实相关防控措施。

7. 交通保障 协调交通部门保障医疗救护等应急处置车辆的快速通行;协调空港和铁路等部门做好病人转运、医疗救援队伍和应急医疗物资的运送。

第三节 沟 通 方 式

一、与同级人民政府风险沟通的方式

与同级人民政府的沟通一般采用正式沟通的方式,如公文沟通、会议沟通等,其中又以请示、报告、简报等公文沟通方式为主。发生突发事件时,向同级人民政府的报告一般分为初报和续报。初报侧重时效性,第一时间报告事件的初貌,用最简洁、精炼、明了的言辞描述事件的基本情况、影响或波及范围、产生的原因、目前的处理进展、医疗卫生救援情况(伤亡人数和伤情)等。续报侧重连续性,可根据事件发生的态势,连续地、详细地报告事件处置的有关进展情况,如事件产生的原因、性质、现状和风险评估结果,后续的应急处置情况和应对措施的调整情况,以及事件处置过程中需要同级人民政府支持、协调和解决的问题。对于较为复杂的突发事件,特别是涉及需要多部门、多单位共同参与、协同处置时,还需要通过专题会议的形式,向同级人民政府和相关部门(单位)进行详细汇报、交流沟通。

紧急情况下,可以采取先非正式沟通,后正式沟通的方式。需要注意的是,在接受同级人民政府非书面指令时,如电话指令、口头指令、短信指令等,要做好详细的记录,规范实录非书面指令,以防非书面指令在层层传递过程中遗漏和失真。非书面指令的记录内容主要包括指令发布部门、指令发布人、指令发布时间、指令内容、联系人、联系方式、指令记录人以及指令落实部门拟办意见、部门负责人意见、单位领导意见、处理结果等(非书面指令的电话记录模板见表8-3)。

表8-3 电话记录单

紧急程度　一般/紧急/特急　　　时间_____　　　记录人_____

来电单位		姓名		电话	
标题					
来电内容					
部门拟办意见					

续表

部门负责人意见	
单位领导意见	
处理结果	
备注	

有条件的地区应建立统一频道的数字集群对讲系统,以便在大范围的现场联动处置情况下,利用该集群内的无线对讲机开展现场实时沟通,弥补事发现场手机通讯讯道拥堵不畅,确保现场应急沟通渠道畅通。

二、与政府部门风险沟通的方式

1. **公文沟通、会议沟通等正式沟通形式** 与政府部门的公文沟通主要采用公函方式,将所需告知的信息和支持配合的需求及时函告对方。公函一方面较容易引起其他政府部门的重视,另一方面也便于日后归档和查考。同时,公函中所包含的内容可能会涉及相关的政府部门内多个职能部门,正式行文便于其内部流转和沟通。常用的公文沟通方式还有工作简报、事件专报等。工作简报是一种较为直观的沟通方法,内容往往涉及各政府部门某一阶段的工作情况,包括各级政府部门开展的工作、与其他政府部门间合作的情况等。事件专报主要应用于应急情况下,针对事件的进展情况定期、定时抄报相关政府部门。

会议沟通,主要有工作例会、联席会议、座谈会、专家咨询会、通气会等会议方式,是日常和应急情况下风险沟通的主要沟通平台,有利于各政府部门面对面进行风险沟通,充分地开展风险信息的交流与讨论,易于理清部门工作职责,明确部门工作任务,加强部门协同联动。其中联席会议较为正式,一般有固定的召开频次,每次会议围绕某项具体工作,议定某些事项,会后有会议纪要来固化和落实会议精神。

2. **制订工作预案,明确各部门工作职责** 面对越来越多的风险,及时制订工作预案和工作方案十分必要。制订工作预案和工作方案的周期较长,所牵涉的其他政府部门、社会团体和单位往往较多,但制订过程本身就是一个很好的沟通平台,有助于卫生部门和其他政府部门相互了解各自的工作职责、工作内容、工作方法等,加深了解、加强交流,增进彼此配合的默契程度。通过制订工作预案和工作方案,理顺突发事件处置过程中各政府部门之间的工作关系,明确各部门工作职责,避免推诿扯皮的情况,防止出现应急处置工作的盲区。

部分突发事件的总体预案和专项预案,如卫生部门制订的省级和地市级层面的突发公共卫生事件应急预案和突发事件医疗卫生救援预案,应通过同级人民政府下发,以增强预案的权威性和执行力度。

3. **签署合作备忘录,加强部门横向交流** 政府部门之间签署的合作备忘录是指两个或

94

两个以上政府部门针对某项工作事宜，在多次开展良好、深入的沟通交流的基础上，固化工作任务、工作要求、工作流程、工作规范等，从而罗列各项内容成文，各自保存一份，作为今后双方合作的依据，便于今后有效、有序、规范地实施某项工作。

例如，为做好上海口岸传染病防控工作，提高传染病预防和控制能力，上海出入境检验检疫局、上海市卫生局经友好协商，决定就上海口岸传染病防控工作加强两部门间全面协作事项签署联防联控合作备忘录。建立口岸突发公共卫生事件联防联控机制，建立健全信息通报制度，巩固完善口岸传染病病人交接和定点医疗制度，积极开展科技交流和实验室资源互享，共同开展联合培训和实战演练。合作备忘录中还明确了双方建立联席会议制度、联系人制度和日常联系制度，进一步做好上海口岸传染病防控工作，及时有效地应对上海口岸突发事件的公共卫生应急处置，保护人民群众身体健康。

4. 建立工作联席会议的工作机制　联席会议一般是针对某项具体工作，由某个政府部门发起，各相关政府部门共同参与、定期交流的工作机制，通过定期召开会议，讨论、解决、落实某些具体工作事宜，加强相关政府部门间的联系与沟通，相互学习、借鉴经验，研究探索联席会议工作聚焦的热点、难点问题等。这类工作联席会议可以是区域性的多部门合作机制，也可以是跨省市的多部门合作机制。

例如，上海市政府成立了公共卫生工作联席会议制度，由分管副市长担任第一召集人，各相关委办局、各区县政府均作为联席会议成员单位；联席会议下设卫生防病专委会、艾滋病专委会、提高出生人口素质专委会等7个专业委员会，分别由相关部门牵头，具体协调专委会范围内各项政策、措施。政府按照"政事分开"的原则，强化了公共卫生协调职能，工作重点为制订法规、规划、政策，同时建立了各部门间定期交流机制，为社会各方参与公共卫生工作搭建平台。

5. 建立联防联控工作机制　2009年，在抗击甲型H1N1流感疫情中，国务院成立了由33个部门和单位组成的联防联控工作机制，共同应对甲型H1N1流感疫情，全国各省（市）人民政府按照国务院联防联控工作机制精神，也建立了相应的联防联控机制，有效地控制了甲型H1N1流感疫情的快速传播和扩散。

国家应对甲型H1N1流感联防联控机制下设综合、口岸、医疗、保障、宣传、对外合作、科技、畜牧兽医等8个工作组以及甲型H1N1流感防控工作专家委员会，通过及时有效的风险沟通筑起了联动处置甲型H1N1流感疫情的"防火墙"，协同做好甲型H1N1流感疫情防控工作。

6. 建立重特大突发事件集中办公的工作机制　重特大突发事件发生后，往往持续时间较长、影响范围较广、对暴露人群危害较强，在应对该类突发事件中，经常需要多个政府部门协同处置，而相关政府部门分散在不同的办公地点，通常较多采取紧急会议、公文往来、电话、传真等沟通形式，势必造成信息传递、信息交流、信息反馈的时效性欠佳，信息交换的效率低下，甚至会影响突发事件应急处置工作的及时性和有效性。因此，在遇到重特大突发事件，需要涉及多个政府部门协同处置、共同应对时，应建立集中办公的工作机制，相关政府部门的工作人员在一处集中办公，面对面地进行风险沟通，确保各政府部门之间信息快速传递、充分交流、及时反馈，便于统一认识、消除分歧、达成共识，步调一致、协同应对。同时，也便于统一指挥、统一协调，使同级人民政府部署的应对工作要求得到快速响应和及时落实，提高突发事件应对的效率和效果。

例如，2009 年，上海市人民政府启用了上海市公共卫生应急指挥中心，在防控甲型 H1N1 流感疫情中，上海市人民政府按照国务院联防联控工作机制的设置形式，召集参与甲型 H1N1 流感防控工作的相关政府部门派遣工作人员在公共卫生应急指挥中心集中办公，分管市领导也常驻指挥中心。充分利用指挥中心的应急信息化决策支持系统、视频会商系统、办公信息化系统等，确保了国家和本市防控甲型 H1N1 流感疫情工作部署第一时间得到集中传达、集中会商、快速响应、及时落实。

第四节　沟通技巧

发生突发事件后，与同级人民政府的沟通一般不存在太大的问题。但与其他政府部门间的沟通，往往由于各种原因，而无法使需要沟通的信息及时、准确地传递到沟通对象。其中，最根本的原因还是与同级人民政府的沟通是建立在日常工作的基础上，而与其他政府部门之间则缺乏这种基础。因此，与其他政府部门开展日常风险沟通，相互了解工作职责、工作机制，建立并保持沟通渠道的通畅，是解决紧急情况下沟通障碍的最有效措施。

一、如何与同级人民政府进行有效的风险沟通

1. 提早准备，及时主动　由于突发事件发生的时间、地点、性质、规模和危害程度的不确定性，且往往需要开展紧急医疗卫生救援工作，因此卫生行政部门应未雨绸缪，无论昼夜、工作日还是节假日，都必须在第一时间与同级人民政府及时沟通，主动报告紧急医疗卫生救援工作开展情况，由同级人民政府根据各渠道上报的风险信息，综合考量、统一部署、联动处置。在与同级人民政府风险沟通的具体实施过程中，参与联动处置工作的各部门如果对于所面临的风险认识太晚、沟通太慢，那么就会造成决策主体掌控全局的能力处在一个滑坡上，如果未能进行及时有效的风险沟通，就会形成风险信息的真空或失实，甚至产生负面的风险信息。

2. 准确沟通，通俗表达　当信息沟通所用的语言和传递内容能被沟通对象所理解时，才能达到有效的风险信息沟通的目的，这种沟通才具有沟通价值。同级人民政府对医疗卫生行业的专业语言往往不太了解，在进行沟通中，就可能出现信息误读的情况，并影响政府指挥决策。因此，在沟通过程中必须用通俗易懂的语言来表达医疗卫生救援工作的专业行为，切忌直接使用晦涩难懂的医学术语，这样，才能避免沟通过程中的不必要的沟通障碍。

3. 专家会商，权威认同　根据突发事件的性质选取不同专业的专家，组织专家会议，有助于专家们交换意见，通过互相启发，弥补个人意见的不足。通过专家会商，充分发挥专家的专业特长和公众影响力，为应急处置工作提供决策建议和技术指导，必要时可应用专家会商意见作为与同级人民政府进行风险沟通的依据。

在与同级人民政府沟通时，要注意以下几方面：

一是要树立积极、主动、及时报告的意识。在遇到性质较为复杂的突发事件，需要提请同级人民政府协调其他委办局共同参与处置工作的时候，卫生行政部门主动及时的先期报告便于同级人民政府了解突发事件的事态发展、应对措施和联动需求，以争取同级人民政府对卫生部门提出的工作建议和协调需求予以最大程度的理解，给予最快最有效的支持和保障。

二是要化被动沟通为主动沟通。在发生重大突发事件时，除了同级人民政府以外，同级党委、人大、政协部门都会对事件的整体情况、发展态势、处置情况表示关注，卫生行政部门在向同级人民政府报送有关报告时，亦可抄送至同级党委、人大、政协等部门，让更多的部门了解卫生部门处置突发事件的应对工作和救援成效，化被动沟通为主动沟通。

二、如何与政府部门进行有效的风险沟通

1. **定期沟通** 建立一些有助于沟通的组织行为方面的渠道，诸如工作例会、联席会议、咨询委员会等。当然，这种沟通机制必须建立在沟通主体与沟通对象具有平等地位，以及沟通主体具有较高的沟通技巧的情况下才能发挥出良好的沟通效果。

2. **主动沟通** 卫生部门要树立主动沟通的意识，要清醒地认识到没有日常情况下的有效的风险沟通，就难以达到应急情况下良好的风险沟通效果。所以，卫生部门不仅要在应急情况下加强与其他政府部门之间的风险沟通，更要重视日常情况下的风险沟通，加深其他政府部门对卫生部门的了解，争取应急情况下的理解和支持，不断加强突发事件政府部门之间有效的协同配合能力。

3. **归口管理** 为防止信息在层层传递过程中遗漏和失真，风险沟通工作必须归口管理。在卫生部门中确定的一个部门统一收集、汇总卫生部门和其他政府部门的各方面经过核实的风险信息，综合整理后统一与其他政府部门进行沟通。

4. **沟通有据** 在与其他政府部门进行沟通时，首先要明确各政府部门的分工职责，通过明确职权职责，强化责任意识，驱动其认真履行职责、落实工作任务。在具体实施过程中，主要依据各类突发事件应急预案中有关条款的规定，既不要推卸本部门应承担的工作职责和工作任务，也不要无原则地承担非本部门的工作职责和工作任务，更不能越界指挥协调。在突发事件具体的应对处置过程中，卫生部门既要坚持明确分工的原则，也要树立协同配合的大局意识。

在与政府部门沟通时，要注意以下几方面：

1. **维护沟通渠道** 与其他政府部门要经常进行日常性的风险沟通，确定固定的沟通对象，保持各部门需求信息的互通共享，建立良好的互动互信关系。定期更新通讯联络方式，以便在应急情况下能够及时、有效地开展风险沟通，尽早获得其他政府部门的理解、支持和配合。

2. **专业术语通俗化** 医疗卫生行业具有很强的专业性，所谓术业有专攻、隔行如隔山，其他政府部门工作人员大多对医疗卫生术语较为陌生，因此在与其他政府部门沟通过程中，特别是口头沟通中，应尽量避免直接使用晦涩难懂的医学术语，而采用通俗易懂的词汇来表达医学术语的含义，减少因专业背景的不同产生沟通信息的遗漏、失真和曲解。

3. **保存沟通痕迹** 不同政府部门之间的风险沟通都要予以详细地记录。特别在涉及部门职责认定、工作任务分配、工作要求落实、工作完成时限、协同配合措施等方面的重要会议，必须做好会议签到和会议纪要，以便沟通主体与出席人员保持联系，并根据会议精神开展督办。其中会议纪要还便于日后翻阅查考，防止因人员变动、时间相隔较长等主客观原因出现互相推诿扯皮的情况。电话沟通要做好电话记录，视频会议要及时刻录光盘予以保存。

第五节　主要问题

1. **各自为政，贻误战机**　我国应急管理体制尚处于"单一灾种、单一部门、政府单一主体"的模式。分散化的管理体制在保证应急职能专业的同时，不可避免地强化了不同职能部门之间的行政壁垒，从而忽视了彼此间的风险沟通和应急处置力量整合。

2. **不能有效沟通**　卫生部门在风险沟通过程中，往往习惯于过多地使用卫生专业术语，可能造成沟通对象对风险信息难以理解或误解，导致无效沟通。因此，一定要站在沟通对象的角度来准备风险沟通的内容和选择沟通的方式，确保沟通对象能够充分理解风险沟通的信息。

3. **沟通不及时、沟通不充分**　卫生部门在以往工作中"重处置，轻沟通"，但在现今信息化时代，强调谁第一时间发布新闻，谁就掌握了新闻舆论的主导权。在与政府及部门进行风险沟通时，也强调"先声夺人"，避免造成政府及部门间存在医疗卫生救援信息的空缺。形成信息真空后，总有其他渠道的信息去填充，并产生先入为主的印象。其他渠道的信息可能是错误的、失真的，卫生部门再想要更正就会变得极为困难。因此，要第一时间积极主动的报告事件相关情况和处置措施。

第六节　举例说明

一、与同级人民政府风险沟通的举例说明

地方卫生行政部门作为同级人民政府的组成部门，代表同级人民政府行使公共卫生管理的政府职能，发生突发公共卫生事件后，必须及时向同级人民政府进行请示和报告，开展风险沟通。

1. **与同级人民政府应急协调部门沟通方式**　同级人民政府应急协调部门（比如同级人民政府应急办）作为本地区应急工作的综合协调指导部门，负责在辖区范围内发生突发公共事件时，指挥、协调各相关委办局及时汇总信息、上报信息、传达指令、综合协调、联动处置。在一般情况下，与同级人民政府应急办的沟通通常是通过正式沟通方式，如公文来往、会议交流、简报、突发公共卫生事件统计信息发布等。在紧急情况下，也可通过非正式沟通方法进行沟通。但无论在何种沟通情境下，都应注意采用精炼、贴切、通俗的言辞表达方式，安全、可靠的信息传递渠道，以保证信息能够及时准确地传递至同级人民政府应急协调部门。

2. 通常各级人民政府会设立各类联席会议和联动中心作为处置本地区各类突发公共事件的指挥协调机构，如上海市建立有上海市应急联动中心、上海市公共卫生工作联席会议、上海市食品安全联席会议、上海市处置劫机事件领导小组工作会议、上海市消防安全联席会议、上海市道路交通安全联席会议等。卫生行政部门与之沟通方法主要采取正式沟通方式，如信息简报、文件公函、召开工作会议等；紧急情况下，也可通过电话、政务外网视频系统、800M 数字集群呼叫系统等进行沟通。但在各种沟通情境下，都应注意按照相关工作方案、预案规定的职责职能，遵循统一指挥、各司其职、互通信息、合理建议、协同联动的原则，确保突发事件的应急处置及时、规范、有序、有效。

二、与政府部门风险沟通的举例说明

各类突发事件发生后，事件的调查、处置经常会涉及很多相关的政府部门，需要及时与之开展良好的风险沟通。各政府部门的风险沟通往往局限于在本系统内开展，不同部门的风险信息易成为孤岛信息，而突发事件的科学决策、有效处置又往往需要全面了解各方面所掌握的风险信息，全面准确的信息是做出正确决策的先决条件。一般情况下，在重大突发事件应对处置过程中会成立临时性的工作小组或指挥机构，并根据应急联动处置的需要设置不同的工作部门，如综合协调部门、医疗防疫部门、食品安全部门、新闻宣传部门、外事联络部门、后勤保障部门等，由各相关委办局作为这些部门的牵头单位，在各自的职责权限内协同参与突发事件综合应对工作，为处于同一层级的职能部门创造了风险沟通、信息共享的合作交流平台，确保各渠道的风险信息能够及时反映、及时响应，为突发事件处置过程中的策略决策、联动处置提供有效、准确的信息支持。

1. 地方层面的政府部门间风险沟通　2010年上海世博会期间，上海市卫生部门为了保障观博游客的健康、减少各类危险因素可能对游客造成的健康影响，积极主动地与相关部门进行沟通，得到这些部门的大力支持，才能有效落实多项公共卫生安全保障措施。

比如，为了尽早发现就诊异常情况，上海市卫生部门组织开发设计了"世博园区内就诊异常信息监测预警系统"。该系统很好地发挥了疾病发现"关口前移"的作用，及时地对园区内中暑、腹泻、外伤、骨折患者就诊信息进行分析，并开展溯源调查。依据每天的游客就诊信息的实时监测、动态分析，卫生部门及时主动地向主运行指挥部和园区运行指挥中心上报各类工作动态和工作建议。通过部门间的积极沟通合作，改进了园内设施设备，改善了游客游园的环境条件，园区内重点监测的相关疾病的发生率明显呈逐月下降趋势。

又如，上海市卫生部门还与气象等部门联手，根据天气预测情况开展次日世博园区中暑、腹泻、外伤人数预测工作，形成每日健康提示报告供园区管理部门决策参考。

除此之外，卫生部门还组织编写了健康指南——《如何准备你的中国2010年上海世界博览会之旅——对上海世博会旅行者的健康建议》，由上海世博会事务协调局发布在上海世博会官方网站，与WHO国际旅行和健康网站链接，为境内外游客来沪观博提供了大量资讯。

2. 国家层面的政府部门间风险沟通　为了及时、有效的预防和应对突发公共卫生事件，由国家卫生部牵头，通过与各有关部委建立突发公共卫生事件应急协调机制，或以联合发文、联席会议、专家研讨、联合调查、交流合作等形式，有效加强了各部门间突发公共卫生事件的信息沟通与协同联动。例如，与港澳地区的卫生主管部门建立了三地突发公共卫生事件信息沟通机制；与农业部建立了防控人感染高致病性禽流感、人感染猪链球菌等人畜共患疾病联防联控协调机制；与铁道部、交通部、质检总局和民航总局联合下发通知，预防控制传染病由境外传入和通过交通工具传播。

第九章 »

风险沟通评价

风险沟通准备、风险识别与评估、确定沟通对象内容与方式、制订风险沟通实施方案、实施风险沟通、风险沟通评价是开展突发事件卫生应急风险沟通工作的基本步骤。为了适应不断变化的风险情形,更好地做好风险沟通工作,必须做好风险沟通评价,以更好地发挥风险沟通为突发事件处置服务的作用。本章主要对风险沟通评价的目的、意义、类型、原则、内容、程序与方法等进行介绍。

第一节 概 述

一、评价与风险沟通评价

(一)评价的定义与内涵

评价是一切以规范性判断为目标的活动的总称,是系统、客观的对某项活动、项目、计划、策略、政策、课题、部门、行业或机构进行估价,并作出判断和提供建议的活动。评价是政策发展的主要部分,其及时的评估干预策略的相关性、效率、效果、影响及其可持续性。简言之,评价就是关于我们是否做了正确的事情,是否做得正确和是否有更好的方法来达到结果的估价。一般的研究项目强调的是证实,而评价更强调的是改善。

1. 评价应该回答什么是有用的和为什么有用,阐明预期的结果和非预期的结果,为决策者提供依据,并将评价结果告知利益相关者。

2. 评价应该提供基于证据的、可信的、可靠的和有用的信息,以便能够及时发现问题、总结经验、提出建议。

3. 评价应融入管理和决策活动中,并且作为达到最终目的的关键内容。

4. 评价应该贯穿于规划、计划、预算、实施和结果报告全过程中。

5. 评价的目的在于改善运行机制和产出,优化资源配置,提高客户满意度,并使得活动的影响最大化。

6. 评价应该包括严格的、系统的、客观的程序设计,分析和整合信息,回答合作者和利益相关者共同关注的问题。

(二)风险沟通评价

风险沟通评价是风险沟通工作中的重要环节(图9-1),它是指采用一定的评价手段,对风险沟通工作的计划、实施,成效全过程的效率、效果及效用开展全方位评价的活动。

风险沟通方案实施过程中和实施后,由风险沟通评价人员对风险沟通相关环节和实施后的效果进行回访,考察实施风险沟通方案后,公众社会对应急响应的反应,并对风险沟通全过程进行系统的、客观的分析;评价风险沟通的准确性,检查风险处理对策的针对性,分析风险沟通结果的有效性;通过分析评价找出成败的原因,总结经验教训;通过及时有效的信息反馈,为未来风险沟通决策和提高风险沟通水平提出建议。

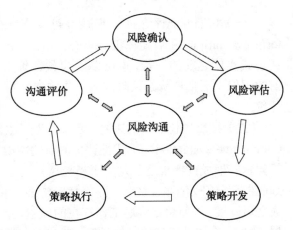

图9-1 评价是风险沟通工作的重要环节

具体来讲,风险沟通效果评价就是要检验风险沟通方案和实施过程是否满足组织的应急需要,并通过检验、修改、完善风险沟通组织机构和风险沟通方案,提高组织在面对危机事件时果断决策、共享信息和有序行动的能力,使其能够针对危机和紧急情况做出更加适当而有效的传播反应。其最终目的是期望通过风险沟通使公众社会产生有利于应急处置的响应。

二、风险沟通评价的目的与意义

突发公共事件卫生应急风险沟通包括沟通计划的开发、方案的制订、组织实施和评价的全过程。计划、实施和评价是一个相互衔接、不断循环发展的过程。通过风险沟通工作的评价,可以巩固现有成效、修正沟通计划、解决沟通工作中存在的问题,并为未来的风险沟通工作积累经验,确保风险沟通工作达到预期效果。因此,风险沟通评价的目的包括:确定风险沟通计划的适宜性和合理性;确定风险沟通工作按照计划实施;确定风险沟通工作是否达到预期目标,存在的主要问题是什么,提供改进意见;总结经验和教训,修订沟通预案和技术方案,为今后的风险沟通工作做好准备。

风险沟通评价的意义主要体现在以下几个方面:

(1)通过评价活动,能够保证风险沟通工作取得成功。评价贯穿于风险沟通工作的全过程,利用评价的方法和手段,能在风险沟通工作各个阶段控制进程,保证沟通的质量和效果。

(2)能够及时修正沟通计划的不足。通过评价,能够及时发现沟通计划的不足,提出针对性的措施建议。

(3)能够使得沟通计划得以顺利、正确的实施。通过评价,能够确定沟通计划的适宜性和合理性,发现执行过程中存在的偏差和问题,及时修正和改善。

(4)及时掌握沟通效果,及时采取相应措施。通过风险沟通效果的评价,能够及时掌握沟通工作的产出与预期的差距,从而采取相应措施弥补,提高沟通效果。

(5)提高风险沟通的效率和科学性。通过评价,能够对风险沟通工作进行监测和控制,通过反馈机制,能及时修改沟通活动和进程,使得沟通工作能够有好的投入产出比,提高沟通效率,提高风险沟通的科学性。

三、风险沟通评价的类型

（一）按照开展评价的时间来看，可以分为前期评价（ex ante evaluation）、中期评价（mid-term evaluation）和后期评价（ex-post evaluation）。前期评价是指在风险沟通计划制订时和正式实施之前的评价，也可以成为预评价。中期评价是在沟通工作正式开始后到结束前的评价。后期评价是风险沟通工作完成之后，或突发公共卫生事件处置完成之后开展的评价。

（二）按照评价的目的来看，可以分为形成性评价（formative evaluation）和总结性评价（summative evaluation）；形成性评价的目的主要是为了改进，而总结性评价的主要目的是为了问责。形成性评价通常是为了指导风险沟通工作的开展或改进，往往需要从风险沟通计划的制订就开始，并且贯穿于整个风险沟通工作全过程中。总结性评价则是在沟通工作完成之后开展，以便总结沟通工作存在的问题，指导沟通预案和沟通计划，指导今后工作的开展。"当一个厨师尝汤的时候是形成性评价，而当客人尝汤的时候则是总结性评价。"

（三）综合考虑评价的时间和目的，则评价可以分为形成/构成评价（formation/composition evaluation）、过程/执行评价（process/operations evaluation）、影响/效果评价（impact/effect evaluation）、结果/成果评价（results/outcomes evaluation）四类。

1. **形成/构成评价**（formation/composition evaluation）　是为了确定风险沟通方案、计划、程序、措施、活动、沟通材料、沟通方式的适宜性和合理性而开展的评价活动。一般属于前期评价，在沟通计划形成之前和实施初期开展。

2. **过程/执行评价**（process/operations evaluation）　过程/执行评价是把风险沟通从风险识别、风险计量、决策直到执行决策各个程序、各个环节的实际进程与事前制订好的计划、目标相比较，其目的是要了解风险沟通工作是否按风险沟通计划针对沟通对象、采取既定的沟通渠道开展沟通工作，其每个过程的管理和运行是否顺畅，通过各个过程的分析，找出引起风险沟通成败的原因，使今后类似风险沟通的目标和实施计划制订更加符合实际。一般属于中期评价和后期评价，应在风险沟通工作实施告一段落后尽快开始过程/执行评价，以便及时修订和改善沟通计划。

3. **影响/效果评价**（impact/effect evaluation）　是对风险沟通工作实施后取得的影响及其效果进行测量，比如目标人群中的知识、态度、信念或行为的改变，与决策时预期目标相比较，从而判断风险沟通决策的正确性。开展此类评价需要在风险沟通工作开始前开展目标人群的基线资料调查，以便与沟通实施后进行比较。影响/效果评价不仅是为了找出风险沟通效果与风险沟通目标之间的差距，更为重要的是要分析原因，提出改进措施，使风险沟通脱离困境和避免今后类似的风险沟通决策不至于再度失误。

4. **结果/成果评价**（results/outcome evaluation）　结果/成果评价法是按照确定的评价指标体系，结合各种描述的定性指标，调查获得的定量指标，集中专家和评价者的经验及智慧对风险沟通工作进行综合分析的评价方法。它能比较客观地反映风险沟通周期长、风险处理对策复杂、影响后果深远等特征。它与单一的以定性指标作为评价依据相比，从方法角度分析是一个突破，它是以模糊数学、灰色系统理论及区间分析理论等为理论基础，具有理论与经验互补、定量分析与定性分析相结合、可操作性强的特点，是对风险沟通工作计划和方案是否达到了最终目标的评价。

四、风险沟通评价的内容

（一）适宜度评价

所开展的风险沟通工作是否是处置当前卫生事件所必需的，是否以需求为导向，沟通方案是否具有针对性，针对的沟通对象是否合适，采取的沟通方式和沟通渠道是否适宜，提供的沟通信息是否准确。

（二）足够度评价

主要评价风险沟通计划的完整性和可操作性，如沟通工作是否有明确的目的和目标，是否将目标定量化和等级化，所设立的目标是否能够达到，是否投入了足够的资源，所采取的措施是否具有针对性，是否产生预期效果。

（三）进度评价

主要评价风险沟通工作的执行进度，是否按照沟通计划如期、保质保量完成相应的沟通工作。

（四）效率评价

主要评价风险沟通工作的投入与产出间的关系，评价是否能够以更为经济、高效的方法达到同样的效果，从而使得沟通工作的机会成本最小化、边际效益最大化。

（五）效果评价

主要评价风险沟通工作达到预期目标的实现程度。如相关信息是否传达到位、沟通对象知识、态度、信念和行为的改变情况，舆论热点是否因沟通工作有所转变。应尽可能用数据来衡量。通过效果评价可验证风险沟通前所作的风险预测及对应急管理风险抵御能力分析是否正确，并重新评价风险沟通决策是否符合应急管理发展的需要。

（六）效益评价

主要评价风险沟通工作对于整个突发事件的处置所产生的影响，分析风险沟通对社会发展目标的影响和贡献，包括环境影响、社会影响、经济影响等多方面内容，作出风险沟通效果评价的综合结论，以确定风险沟通工作的贡献和价值。

五、风险沟通评价应遵循的原则

（一）独立性

风险沟通评价必须保证公正性和独立性，这是一条重要的原则。公正性标志着评价及评价者的信誉，独立性标志着效果评价的合法性，公正性和独立性应贯穿于风险沟通评价的全过程。

（二）可信性

风险沟通效果评价的可信性取决于评价者的独立性和实际经验，取决于资料信息的可靠性和评价方法的适用性。可信性的一个重要标志是应同时反映出风险沟通的成功经验和失败教训。

（三）实用性

为了使风险沟通评价成果对决策能产生作用，评价报告必须具有操作性即实用性。评价报告要有时间性、针对性，应突出重点。

（四）透明性

风险沟通评价的透明度要求是评价的另一项原则。因为效果评价往往需要引起风险沟通决策者、风险沟通决策执行人员的关注，从评价成果的扩散和反馈的效果来看，成果及扩散的透明度越大越好，使更多的人借鉴过去的经验教训。

（五）合作性

由于风险沟通评价涉及风险沟通工作的各个方面，要求各方面融洽合作，使风险沟通评价的工作能顺利进行。

（六）反馈性。

反馈是风险沟通评价的主要特点。风险沟通评价的结果要及时反馈到决策部门，作为新的风险沟通方案的确立和评价的基础，以及调整风险沟通战略与策略，也是改进和完善风险沟通执行中的问题，从而提高风险沟通水平的需要，这是风险沟通效果评价的最终目标。

第二节 评价程序和方法

风险沟通评价应有一个严密、科学的工作程序，效果评价工作才能井然有序地展开，评价结果才具有客观性和权威性。参照美国 CDC 卫生项目评价的一般程序（见图 9-2），风险沟通工作可按照以下六个步骤来开展：确定评价的目标、描述风险沟通工作、做好评价设计、收集和分析资料、撰写评价报告、评价结果利用。

评价工作用遵循实用性、可行性、适宜性、准确性四个标准。实用性是指评价符合实际需要；可行性指评价现实、经济、可操作；适宜性是指评价活动要合乎法律、道德、伦理，对受影响的人群是有益的；准确性是指评价能揭示和传达准确的信息。在评价工作开展的各个环节，均应充分考虑实用、可行、适宜和准确四个标准。

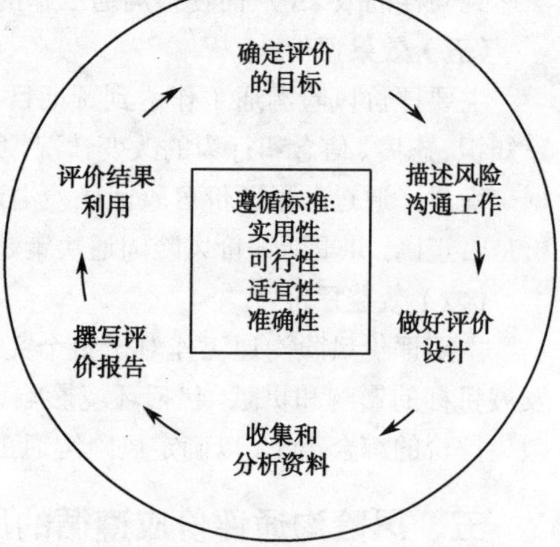

图 9-2 风险沟通评价的一般程序

一、确定评价的目标

（一）确定利益相关者

利益相关者是指与风险沟通工作的计划、实施和效果有一定联系的机构、组织和人群等。他们的期望和态度对风险沟通工作的开展及效果等都有一定的影响。如突发事件发生地的政府、卫生部门、财政部门、居民、保险机构等。

一般来讲，利益相关者可分为三类人群：一是参加风险沟通工作的人，如地方政府、卫生行政部门、宣传部门等；二是评价结果的主要使用者，如地方政府、卫生行政部门、宣传部门、财政部门等；三是服务于风险沟通工作或者受到风险沟通工作影响的人，如大众媒体、社区居民等。

（二）调查其所关注的问题

不同的利益相关者所关注的问题是不一样的，评价工作必须首先明确他们对评价的期望,从而确定谁是主要的利益相关者,根据其期望来设计评价方案。如针对某次事件的风险沟通工作,地方政府主要关心是否帮助其尽快平息了事件,卫生部门关心的是风险沟通对卫生应急工作的促进作用,财政部门关心的可能是投入的经费是否产生最大的效益,而公众关心的是是否获得足够的信息,知情权是否得到满足。

(三)确定评价的目标

在明确了主要的利益相关者及期望的基础上,评价者应该确立评价的目标,包括总体目标和具体目标。总体目标是指风险沟通工作应该达到的目的,具体目标是总体目标分解到各个环节上的目标,是对总体目标的具体说明。

评价目标的确定可参考第四节评价内容部分,根据利益相关者的期望、风险沟通各个阶段的评价需求等来确定评价的目标,从而确定评价的主要内容。

二、描述风险沟通工作

开展评价的前提是对所评价的对象有清晰、全面、准确的认识,因此评价工作需要对风险沟通工作有清晰、简洁的描述,明确风险沟通工作的目的、活动和达到预期目标的能力。可按照“列述风险沟通的需要、陈述风险沟通的预期目标、目的和产出、列出和描述风险沟通活动、列述风险沟通工作获得的资源、描述阶段发展情况、准备评价的逻辑框架”的顺序来开展。

1. 描述风险沟通的需要　应该回答以下问题:健康问题是什么和其对社区的后果?健康问题在人群总体和不同部分的规模;健康问题的决定因素是什么?目标人群是谁?发生了什么变化趋势?

2. 描述风险沟通的预期产出　近期的效果,如知识、态度和意识的变化;中期结果,如行为、标准和政策的变化;最终的影响,如社会和环境的变化。

3. 描述风险沟通活动　对为了达到预期产出所采取的各项沟通活动进行描述。

4. 描述风险沟通工作获得的资源　资金、工作人员、时间、材料、设备等。

5. 描述风险沟通阶段发展情况　包括计划、实施到产生效果。

6. 准备评价的逻辑框架　即用图形表述项目活动和预期效果之间的预期关系,形象表述为什么开展风险沟通,有助于识别逻辑上的所有缺失。建立逻辑模型的基本步骤,列出远期产出;列出短期和中期产出;列出和整理在某时间段的活动;详细描述投入和产出;划出箭头描述关系;综述和精炼。

典型的评价逻辑框架见图9-3。

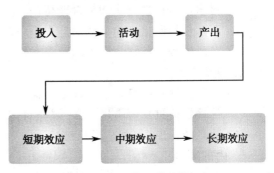

图9-3　典型的评价逻辑框架

三、做好评价设计

(一)建立评价机构

建立在应急指挥领导下的风险沟通评价小组,其主要成员应由具有丰富的调查统计经验的人员组成。风险沟通评价小组的职责是领导、组织、协调风险沟通的评价工作,包括评价工作计划的制订、指标体系的设定、经费预算、进度、人员培训等。

（二）确定评价需要回答的问题

评价需要回答的问题同样基于评价的目的和内容，在确定目的和内容的基础上，提出需要回答的问题。根据风险沟通性质是局部风险沟通还是整体性战略风险沟通；风险沟通内容是为加强风险沟通打基础还是为促进风险沟通技术上水平；风险沟通目的是侧重于扭转眼前的被动局面立足于风险沟通长远计划等不同要求来具体确定。对局部风险沟通应侧重于定量分析计算，以考核实施风险沟通方案前后的直接效果；而对于整体性战略风险沟通等宜采用定性和定量相结合，以定性分析为主的方法，评判风险沟通在奠定基础、提高水平、提高风险沟通在应急处置方面的积极作用。总之，评价只有围绕着风险沟通原来规定的任务来确定，才能有的放矢。

从风险沟通的决策、执行与效果及与不同沟通对象来讲，可以提出以下问题：

1. 风险沟通决策与执行

（1）风险识别、评价、规避是否真实？

（2）沟通的策略与方式是否适宜？

（3）确定的主要沟通对象是否准确？

（4）人员、信息、物资准备是否充分？

（5）沟通的信息是否是公众社会最需要了解的？

（6）预案、方案与执行是否匹配和顺畅？

2. 政府和部门沟通

（1）应对措施是否不断完善？

（2）部门间协同配合是否不断提高？

（3）是否因沟通问题影响事件处置？

3. 公众沟通

（1）对事件危害性的认识是否提高？

（2）对事件预防控制知识的认知是否提高？

（3）对事件可控性的认知是否提高？

（4）对事件控制措施的支持率是否提高？

（5）对风险规避和预防行为的形成率是否提高？

4. 媒体沟通

（1）媒体传播的信息是否与真实信息出现偏差？

（2）传播的信息是否满足公众、媒介对信息的需求？

（3）信息的传递、发布是否及时？

5. 内部沟通

（1）系统内部是否采取了一致的行为？

（2）是否因沟通问题影响事件处置？

（3）机构权威性是否受到影响？

6. 总体风险沟通工作

（1）是否有助于平息突发事件？

（2）是否得到政府、部门、公众的认同？

（3）提供风险沟通信息的机构权威性是否受到影响？

（三）选择评价指标与标准

评价小组根据应急措施的自身特点、风险沟通进展情况，建立一套较为客观且可操作的指标体系，制订评价指标应遵守科学性和可操作性原则，各项评价指标应具有特异性，可测量或可观察，确保风险沟通评价工作能够全面、客观地反映出风险沟通实施效果。

风险沟通评价与其他卫生项目的评价一样，可以分为"相关性、效率、效益、效果和可持续性"五个指标，在各个基本指标下，应按照评价的目的和内容，设定相应的具体评价指标，并根据基线数据和其他地区数据设定比较标准。各项指标的设置应尽量定量化，以方便比较。

1. **相关性**（relevance） 整个风险沟通工作是否与风险沟通设计一致，是否按照沟通计划、程序、步骤、方法实施，面对可能已经改变的突发事件的实际情况，沟通计划是否仍然适合。

2. **效率**（efficiency） 测量风险沟通工作的产出与投入的人力、财力、物力等资源的匹配程度。

3. **效益**（benefit） 测量风险沟通工作达到预期目的或与其产出的程度。从成本效益角度来评价是否风险沟通的花费带来了相应的产出和效果。在设计阶段，目的是为了确保最低的花费能够达到最好的效果；在监测和评价阶段，目的是分析得到了多少产出，花费了多少成本。

4. **效果**（effect） 风险沟通工作的最终效果，包括直接的和间接的、正面的和负面的、预期的和非预期的影响。

5. **可持续性**（sustainability） 风险沟通预案、计划是否可持续，是否对未来的沟通工作有指导和借鉴作用。

（四）确定资料收集和分析的方法

这是评价工作的一项十分重要的基础工作。它关系到效果评价结果是否客观、准确。工作人员应按照评价指标体系，在应急措施涉及范围内广泛深入地进行资料收集工作。资料搜集方式，可采用召开总结会、抽样调查、访谈、舆情监测等方法收集资料。在搜集过程中，力争做到全面、准确，为下一步分析工作奠定基础。

1. **召开总结会** 召开承担应急处置和实施风险沟通有代表性人员（5~8人）的座谈会，召集人不发表意见，全面听取参与人员对所确定指标的评价，根据评价意见总结分析，确定沟通的有效性和改进措施。适用于所有类型的风险沟通评价。

2. **抽样调查** 根据评价指标，制订问卷调查表，在实施风险沟通对象人群中随机选择一定数量人群，进行问卷调查，分析结果，评估效果。主要适用于对公众沟通评价。

3. **访谈** 风险沟通组织者采取上门或电话的方式，访问沟通对象对所确定指标内容的反响后，评估其沟通效果。可采取关键人物个人访谈、专题小组访谈等多种形式。主要适用于政府及部门、部门之间沟通效果评价。

4. **舆情监测** 组织实施风险沟通后，收集媒体的报道和公众的反响，按照评估指标进行评估，评定其沟通效果。主要适用于媒体沟通效果评价。

四、收集和分析资料

按照评价设计收集相关的资料和信息，一般可来源于三个渠道，一是通过人群中来，如媒体和公众；二是通过既有的文件，如工作记录、登记表格等；三是通过定性或定量调查获得。

将获得的资料、数据进行分类和统计。在整理过程中，应采用较为科学的分类方法和统计方法，使计算结果客观和可靠。利用统计结果，与前期的有关数据进行比较。如果是初次评价，则将统计结果与有关历史数据进行比较。如果统计数据优于前期数据，说明风险沟通实施效果较佳，反之说明风险沟通实施效果欠佳，需要分析其中存在的问题。

（一）制订评价框架

在评价工作初始，应基于评价的范围和目的来制订评价框架。评价框架应包含评价的五个基本指标和对应的问题，以便为评价工作提供整体的方向。评价框架将用于现场调查、关键人物访谈、文件复习、报告撰写中。下表提供了评价框架制订的一般表格模式供参考。

评价内容	问题	指标	资料来源	资料收集方法
相关性				
效率				
效益				
效果				
可持续性（经验和教训）				

（二）开展文献复习

风险沟通工作留下的所有文献都是评价工作的主要信息来源，除此之外，评价者还应从互联网、媒体等其他资源收集相关资料，开展文献复习工作，获得评价框架中所需信息。

（三）制订调查问卷和访谈提纲

为了从不同的有关人群中收集所需资料，需要制订调查问卷和访谈提纲。访谈提纲应保持中立、无偏倚，尽量是结构式提纲。

（四）制订评价日程表

在实施评价之初就应制订评价活动日程表，包括需要去获取资料的机构和时间、联系人，需要会谈的人员及预约的时间等，以便现场工作能够有条不紊的开展，避免遗漏和冲突。

（五）实施现场调查和访谈

按照评价框架表格、调查问卷和访谈提纲，按照既定日程实施现场调查和访谈。

五、撰写评价报告

根据利益相关者的期望、对风险沟通工作的描述和对评价结果的分析，按照一定的格式撰写评价报告，对评价结果做出解释，对风险沟通工作做出判断，并给出针对性的建议。

评价报告是对整个风险沟通评价工作的分析和总结，是评价工作最终结果的反映，也是评价小组与利益相关者沟通的主要载体。评价报告一般包括题目、摘要、背景、方法、结果、结论、建议、落款、附件等几个部分。

（一）题目

评价报告的题目一般为"关于＊＊事件的风险沟通工作评价报告"或"＊＊事件风险沟通

工作评价报告"等。

（二）摘要

摘要不是评价报告的必需组成部分，但是当评价报告篇幅较长时，为了让读者尽快了解报告的主要内容，提供关键信息，则需要附上摘要。摘要主要展示评价的主要目标、方法、结果、结论和建议，通常在一千字以内。

（三）背景

背景部分主要交代风险沟通工作开展的突发事件情况及开展评价的目的和简单的过程。

1. 描述突发事件的基本情况及风险沟通工作的主要内容；

2. 提出评价工作的目标和内容。

3. 简要介绍评估工作的发起、组织和实施过程。

（四）评价方法

部分方法主要应对风险沟通工作进行描述，对涉及的术语进行定义，对抽样方法、测量方法、访谈方法、统计分析方法等进行详细的阐述。

1. **风险沟通描述** 背景部分通常对风险沟通工作的目标和主要措施进行简要概括介绍，该部分则应对所评价的风险沟通工作进行详细的介绍，包括沟通设计、沟通对象、渠道、方法、信息载体等。

2. **术语的定义** 对于可能引起误解的术语，应在报告中进行定义，以便可能的非本专业的读者能够明白。

3. **评价设计** 详细介绍评价工作所采用的方法和步骤。包括抽样方法、测量方法、统计分析方法等。对于评价框架、问题和指标体系，可采用附表的方法列出。

（五）评价结果

结果部分应全面、详细、清晰的展示评价的统计分析结果。

1. 现场调查完成的基本情况包括问卷调查、访谈的应答率、完成率、依从率等，并对完成调查对象的基本特征进行描述。

2. 主要评价指标的结果，对评价框架中的指标进行逐一的统计描述，尽量用简洁的图、表形式来展示。

3. 典型案例研究应单独进行案例分析。

（六）评价结论或讨论

在该部分针对评价的目的，得出评价结论，并给出相应的证据和推理过程。在该部分，还可以讨论评价者对风险沟通工作的思考和分析。

（七）评价建议

根据结果和结论/讨论部分，提出针对性的建议。针对风险沟通工作存在的问题和不足，提出本次沟通工作的调整、改进的建议，并对未来类似情况下的沟通工作提供建议。

（八）落款

写明开展评价工作的机构、单位、小组或个人，并附上报告完成日期。

（九）附件

可包括调查的表格、结果图表、评价报告的参考文献等，有时评价工作的资助方还要求撰写评价工作执行概要。

六、评价结果利用

将效果评价中所反映出的问题反馈给风险沟通决策人员、执行人员及其他利益相关者，为修改、调整风险沟通计划提出建设性建议。评价结果的利用应从评价一开始时就考虑使用，并且贯穿评价过程的始终，以便使得评价结果能尽快地服务于风险沟通工作和整个突发事件的处置工作。

第三节 风险沟通不同阶段的评价要点

一、风险沟通初始阶段的评价要点

在危机发生的初始阶段，实施风险沟通方案之前，要评价是否做到了下列项目：

（一）核实下列信息

1. 发生了什么？什么时间？什么地点？为什么发生？怎样发生的？

2. 有任何矛盾的信息吗？如果有，我们能够相信我们的理解是正确的吗？

3. 这种情形的严重性是什么？这种状况扩展的潜在可能性是什么？

4. 我们什么时间发现的？

5. 另外还有谁知道？（例如，公众／媒介／其他部门／其他政府人员）我们知道他们的任何反应吗？

（二）发布如下通知

1. 这种情形已经通知所有相关的风险沟通工作人员了吗？

2. 我们能确定决策高层的相关人员已经被通知，并且知道我们的行动吗？

3. 所涉及部门的传播人员已经被通知了吗？有利害关系的相关机构与人员已经被通知了吗？

4. 相关省和地方政府的传播人员已经被通知了吗？

5. 如果适当的话，利益相关人和其他涉及的群体已经通知了吗？

（三）明确下列责任

1. 什么级别的政府／哪一个部门负有责任？谁是领导？

2. 负责风险沟通组织的角色是什么？

3. 哪一个部门是领导？其他部门牵涉到什么，以什么方式牵涉进去？

4. 谁主管计划／方案／技术？

5. 其他组织／个人可能会发表什么样的公众评论？他们可能会说什么？

二、危机事件进展过程中风险沟通的评价

随着危机事件的发展，一部分危机得到缓解，而新的情况不断出现的时候，风险沟通的管理者必须开始重视一些在起初应对时不是特别紧急的问题，风险沟通的评价要额外关注如下问题：

1. 应对措施正在起作用吗？

2. 资源是否适当地配置到应对中？

3. 每天或每周的新闻发布数量需要增加还是减少？

4. 是否需要增加或减少安排采访的次数？

5. 是否需要增加其他传播方式？

6. 人力资源调配合理吗？正在发挥应有的作用吗？

7. 突发事件信息传播小组每天的工作时间应当增加还是减少？

8. 是否需要值夜班？是否需要设立后备工作队伍？

9. 传播应对的问题都确定了吗？需要立即修改吗？

10. 是否需要采取措施降低工作人员的压力？（如限制换班的时间长度、休假、锻炼等）

11. 突发事件信息传播新闻发布批准程序继续使用，还是恢复到正常的工作程序？

三、风险缓解后的效果评价

风险得以缓解，评价工作不仅没有结束，而且应该从更广泛的角度、掌握更全面的资料并且进行更深入地分析。在我国的《国家突发公共卫生事件应急预案》中规定，后期评价也就是风险缓解后的效果评价阶段，"各级卫生行政部门应在本级人民政府的领导下，组织有关人员对突发公共卫生事件的处理情况进行评价。评价内容主要包括事件概况、现场调查处理概况、病人救治情况、所采取措施的效果评价、应急处理过程中存在的问题和取得的经验及改进建议。评价报告上报本级人民政府和上一级人民政府卫生行政部门。"据此我们可以总结出，对于风险缓解后，风险沟通的效果评价具体需要做的内容包括：

（一）搜集和整理来自公众的批评和反馈意见

及时获得和分析目标受众的反馈信息，有助于及时对风险沟通的效果进行及时的评价，并在此基础上对于风险沟通方案进行及时的改进。获得反馈的方法很直接，包括人民来信来电、与社区的"意见领袖"进行座谈等。这些反馈意见对于政府和处理风险的当事人来说非常的有价值，从中我们可以知道人们究竟关心什么，他们担心和害怕的是什么，在风险沟通过程中解决了他们哪些疑问，还有哪些问题需要解释或者需要更及时地解释，官方提出的建议和措施是否奏效等。

（二）搜集和整理媒体的相关报道

对于大众传媒的报道进行搜集和分析，即一般所说的"舆情分析"。在选择媒体的时候应考虑到不同类型、不同受众群的媒体并选择其中典型代表，以保证对舆情分析的准确、全面。供选择的媒体包括：中央级的媒体（《人民日报》、中央人民广播电台、中央人民电视台、新华社），危机事件发生当地的电视台、都市类报纸，国外媒体（美联社、BBC、《联合早报》等），门户网站（新浪、搜狐、网易等）。特别要注意的还有来自网上的相关评论和网友的声音，常常会发现在传统媒介上被忽略的问题，而且因为其易于广泛传播而形成强大的舆论效应。

（三）对工作的成功和失败之处立刻做出反思，总结经验教训

对照风险沟通预案，整理在风险沟通实施过程中使用的各种评价检验单，考量在实际的风险沟通中对风险预案的完成情况。同时，根据对公众反馈意见和社会舆情的分析，以及方案执行者的个人评价总结，及时发现现行预案以及在其执行过程中的可行和不可行之处，提出改进方案或者可供参考的设想。

第十章 >>>

风险沟通案例

第一节 甲型H1N1流感应对

一、事件概述

（一）全球疫情

2009 年 2 月起，在墨西哥的一个村子里开始大面积流行感冒，不少人都出现发热、咳嗽、关节疼痛、头痛症状，部分人呕吐与腹泻。4 月中下旬，疫情在墨西哥、美国暴发，迅速蔓延，并出现青壮年、儿童死亡病例。至 2009 年 4 月 25 日，墨西哥已发现 1324 名疑似患者，其中 81 人死亡；美国亦公布 7 例确诊病例；当天，世界卫生组织（WHO）宣布墨西哥和美国甲型 H1N1 流感疫情为"国际关注的公共卫生事件"，建议所有国家"对异常流感样疾病和重度肺炎加强监控力度"；2009 年 4 月 27 日至 29 日，WHO 在 3 天时间内连续将全球流感大流行警戒级别从第 3 级提升到第 5 级。此后，全球范围内甲型 H1N1 流感感染人数急剧上升，其间，疫情名称由人感染猪流感被定义为甲型 H1N1 流感，至 6 月 11 日，各国通报 WHO 的甲型 H1N1 流感确诊病例已达 2.8 万余例，疫情波及 5 大洲 74 个国家和地区；同日，WHO 将全球流感大流行警戒级别提升至最高的第 6 级，并宣布全球进入流感大流行。截至 2009 年 12 月 31 日，加拿大、美国、墨西哥等北美国家经历了夏季和冬春季两波疫情。截至 2010 年 2 月 28 日，共有超过 213 个国家和地区向世界卫生组织报告了经实验室确诊的甲型 H1N1 流感病例，至少 16 455 人死亡。

（二）我国内地疫情

2009 年 5 月 11 日我国内地报告了首例输入性病例，5～8 月中旬，甲型 H1N1 流感疫情以输入性病例为主，呈低水平流行；8 月底后，中国内地甲型 H1N1 流感疫情呈快速上升趋势，并在全国广泛传播，以学校为主的甲型 H1N1 流感暴发疫情大幅度增加，11 月初至 12 月初达到疫情流行高峰，之后甲型 H1N1 流感疫情呈下降趋势。

截至 2010 年 8 月 10 日 24 时，我国内地累计报告甲型 H1N1 流感确诊病例 128 033 例，死亡病例 805 例。我国流感监测数据显示，我国内地甲型 H1N1 流感活动维持在较低水平，2010 年 4 月中旬至 8 月 10 日，每周报告甲型 H1N1 流感确诊病例数不超过 30 例，已连续 12 周无死亡病例。

（三）关键节点时间表

2009 年 4 月 25 日墨西哥发现一种新型流感病毒株。

2009 年 5 月 12 日中国确诊首例输入型甲型 H1N1 流感病例。

2009 年 6 月 11 日世界卫生组织将甲型 H1N1 流感警戒级别从第五级提高到第六级。中国确诊首例本土病例。

2009 年 6 月 17 日，广东发生内地首例聚集性甲型 H1N1 流感疫情。

2009 年 9 月 8 日中国宣布成为世界上第一个拥有甲型 H1N1 流感疫苗的国家。

2009 年 10 月 6 日，西藏自治区卫生厅报告内地首例甲型 H1N1 流感死亡病例。

2009 年 11 月 1 日中国宣布不同地区会陆续出现流行高峰。

2010 年 4 月 8 日卫生部停止发布每周甲型 H1N1 流感疫情报告。

2010 年 8 月 10 日世界卫生组织宣布大流行结束。

二、应急响应

2009 年 4 月 30 日，在党中央、国务院领导下，卫生部牵头 33 个部门（后扩展至 38 个部门）成立了联防联控工作机制，下设综合组、口岸组、医疗组、保障组、宣传组、对外合作组、科技组、畜牧兽医组 8 个工作组和 1 个专家委员会，并将军队、武警系统卫生部门纳入联防联控工作机制。各工作组根据部门职能和工作需要，紧密配合，及时沟通协调，确保联防联控工作机制协调、顺畅、有效运行。经国务院批准，将甲型 H1N1 流感纳入《传染病防治法》和《国境卫生检疫法》管理，列入乙类传染病并按甲类传染病管理。

应急响应方面主要开展了以下工作：

（一）加强疫情监测和研判

联防联控工作机制密切关注国外疫情变化发展趋势，加强国内疫情监测（包括动物疫情监测）。组织专家加强疫情信息分析和趋势研判，提前预测疫情发展方向和态势，在疫情防控不同阶段，动态调整防控措施，争取防控工作的主动性。

（二）不断加强救治能力建设，全力救治患者

随着对疾病研究和认识的不断深入，动态修订完善诊疗方案，实行分级分类的救治原则，设立定点救治医院，开展医务人员培训，强化院内感染控制，规范临床医疗救治工作。通过一系列综合防治措施，有效降低了重症发生，减少了死亡。

（三）全力推进疫苗研发、生产和接种工作

通过联防联控工作机制，通过多部门、跨行业的有效协作，大大节省了疫苗研发的时间。2009 年 9 月初，我国成为世界上第一个完成疫苗研发和注册使用的国家。我国疫苗接种不良反应发生率未超过国内外甲型 H1N1 流感疫苗临床试验结果。

（四）坚持依法防控，不断完善相关防控方案和技术指南

在疫情发生初期，为防止疫情快速传入，及时将甲型 H1N1 流感纳入《传染病防治法》规定的乙类传染病管理并采取甲类传染病预防控制措施，同时纳入《国境卫生检疫法》规定的检疫传染病。适时将甲型 H1N1 流感调整为乙类传染病管理并采取乙类传染病预防控制措施，同时由检疫传染病调整为监测传染病。为成功举行新中国成立 60 周年庆祝活动、第 11 届全运会和 2009 年我国有组织赴沙特朝觐活动等提供了有效的医疗卫生保障。

（五）集中开展科研攻关，为科学防控提供技术支持

坚持科学防控，加强科技支撑，在联防联控工作机制框架下，重点开展甲型 H1N1 流感快速检测、防护装备和消杀药品评价、治疗药物评价、分子流行病学比较、疫苗生产能力提高等研究。

（六）加强国际交流，积极参与国际合作

认真履行《国际卫生条例（2005）》，积极与 WHO 等国际组织、有关国家和地区开展国际交流与合作。及时获得 WHO 的技术指导以及美国、加拿大、墨西哥等国的技术支持。我国成为首个进入全球流感监测网络"核心圈"的发展中国家，在公共卫生方面的国际影响力进一步增强。

三、风险沟通机制

2009 年 4 月 25 日到 5 月 12 日，卫生部制订了风险沟通预案、建立了信息发布网络、完善了信息拟订流程，为疫情流行阶段的风险沟通做好准备。

（一）制订风险沟通预案

在此次甲型 H1N1 流感疫情之前，卫生部已经形成了成熟的日常疫情公布机制，每月 10 日定时定点新闻发布会，每月 10 日公布上月法定传染病情况，每年的 2 月 10 日公布上年度法定传染病情况，做到信息透明、公开，形成良好的媒体、公众沟通基础。

在我国尚未出现甲型 H1N1 流感病例时，卫生部新闻办公室根据《中华人民共和国传染病防治法》、《中华人民共和国政府信息公开条例》、《卫生部法定传染病疫情和突发公共卫生事件信息发布方案》、《卫生部突发事件信息传播预案》等，制订了《我国首例甲型 H1N1 流感确诊病例信息发布预案》。预案规定，一旦我国出现病例确诊，即当日上午 10 点或下午 3 点在卫生部发布。各有关部门分工如下：发布稿由联防联控工作机制综合组负责起草；答问口径由联防联控工作机制医疗组、综合组、口岸组、宣传组负责；媒体采访和发布会组织、发布会的舆情收集整理工作由综合组（卫生部新闻办公室）负责。

卫生部组织专家对甲型 H1N1 流感疫情进行风险分析研判，专家的意见作为信息发布的主要信息来源之一。完善舆情收集流程，通过中国疾病预防控制中心网络直报系统，报告疫情数据；部新闻办搜集媒体舆情，发现媒体报道中的谣言、误解信息和混淆信息等；部应急办搜集疫情相关舆情及专家建议，整理成待发布的信息；通过 12320 收集公众最常见提问及公众反馈等。

（二）形成立体发布网络

卫生部新闻办公室 5 月 2 日下发《卫生部新闻办关于做好防控甲型 H1N1 流感疫情新闻宣传和舆论引导工作的通知》，指导各地信息发布工作，要求各地做好宣传报道，加强宣传教育和风险沟通，为公众解疑释惑，正确引导社会舆论，维护社会和谐稳定。并要求全国各省区市卫生厅局确定和上报甲型 H1N1 流感防控的新闻发言人和新闻机构负责人。在甲型 H1N1 流感信息发布上，全国首例确诊病例、各省首例确诊病例由卫生部新闻办公室统一发布，各省后续病例由各省为主发布。做到省级发布与部级上下沟通，部分省份也同时做好了与相邻省份的横向沟通。形成了一张以联防联控工作机制综合组（卫生部新闻办公室）牵头，综合事项联合多部委发布国家层面信息，各省（区、市）自行发布本省信息的分工负责的立体发布网络。

（三）完善信息拟订流程

信息拟订的流程，大致分三种情况：

一是主动发布的信息。如疫情信息、政策信息、防控措施信息、救治信息等，由应急办、中国健康教育中心等业务司局提供信息内容,交由综合组审核后发布,这些如疫情信息,往往是长期、规律性发布的,通常由业务司局专人负责,新闻办即可审核发布。重点信息需要上级审核后发布。

二是舆情回应信息,卫生部新闻办把媒体和公众关心的问题搜集过来,形成一个菜单,交由应急办等相关业务司局,由这些司局根据职责分工交给不同的技术部门提供答案,收集来后再进行文字梳理最终审核,交新闻办终审后向媒体发布,以发布会、通气会或在卫生部、中国疾控中心、中国健康教育中心等网站刊登的形式发布。直接网站发布,请媒体到网站链接下载做得比较多。

三是满足媒体采访需求,新闻办与媒体接触,根据媒体采访需求,请专家去媒体接受采访或拟订稿件,给予书面答复或公开发布。重点或敏感信息,需要新闻办的上级机构审核。这个时期媒体采访需求量大,而且新闻是易碎品,对时限性要求较急,应急办一般接到任务后都是加班加点不停歇的去做,通常在一个工作日内就可提交出来。

(四)及时、透明、公开发布信息

在整个疫情期间,坚持公开、透明地发布疫情和防控工作信息,加强健康教育和新闻宣传。根据疫情发展和防控形势,及时调整信息报送内容和方式,不断规范和加强疫情信息报送工作。要求各地卫生医疗机构按照有关规定,及时、准确、真实地报送本地区甲流感疫情信息,严禁瞒报、漏报、迟报、缓报。坚持及时、公开、透明地发布疫情和防控工作信息,积极宣传甲流感疫情防控工作的新进展,通过新闻发布、专家访谈等方式解读防控措施,为公众解疑释惑,争取社会公众理解,避免引起恐慌,为防控工作营造有利的氛围。

不断强化面对社会公众,特别是农民工、学生、孕妇、慢性病患者等重点人群甲型流感防治知识和疫苗接种政策的宣传,倡导健康的生活方式和良好的个人卫生习惯,提高公众自我防护意识和防病能力,赢得了社会公众对疫情防控工作的支持。加强舆情监测,及时澄清不实报道,及时发现并妥善应对苗头性问题。

四、风险沟通关键节点

我们重点选取了国外出现疫情国内暂无病例、首例疑似及确诊病例发布、局部聚集性暴发、出现首例死亡病例、疫苗研制及接种等五个关键节点探讨甲型 H1N1 流感疫情中的风险沟通工作。

关键节点一:国内暂无病例

在国外有病例,国内没有病例的的疫情早期,卫生部成立联防联控机制,当时政府高度关注,卫生系统内部气氛高度紧张。应急办、疾控局、中国疾控中心等有关部门对于疾病风险的判断准则是尊重科学,所有防控决策都基于专家们疫情研判,以及根据历史经验而做。历史经验一是国际上 1918 年大流感疫情的教训,二是我国 2003 年 SARS 疫情防控的经验。但在当时,对于疫情是否在我国发现与蔓延,专家的意见分成两派,一种意见是因疾病的潜伏期、通过空气传播等特点,认定这个疫情很快会在我国出现,传入我国的风险较大(以这一派为主);另一种意见是会不会像 SARS 一样消失,会不会转成季节性流感。

由于甲型 H1N1 流感是一种输入性病例,在疾病流行前期,由于疫情发生在国外,国内公众对于疫情并没有形成大的恐慌。虽然墨西哥流感疫情当时已经闹得很厉害,而且病死率较高，但疫情防控初期，所经历的舆论压力是来自于国外对于中国严格防控措施的不理解和指责，以及来自国外的疫情发自中国福建省的谣言。

5月1日，卫生部接到香港卫生署通报确诊1例来自墨西哥的甲型H1N1流感（原称人感染猪流感）疑似病例。该患者曾在上海转机飞往香港。卫生部立即要求上海等地卫生行政部门立即对其所乘AM098航班上的所有乘客隔离观察，共128人接受隔离观察。之后中国政府决定，自即日起暂停接受墨西哥航空公司飞中国上海的航班。对原定乘坐5月3日墨西哥城飞上海航班的中国旅客，东航今将派包机前往墨西哥接回。国家质检总局要求体温检测关口前移，来自疫病流行国家和地区的交通工具，要停靠在指定地点，使用专用廊桥和专用通道，交通工具上所有人员实施两次体温检测。

对于此项严格的隔离防控政策，引起国内外强烈反响。5月3日《环球时报》报道，墨西哥外长埃斯皮诺萨于当地时间5月2日在一个记者会上批评中国在墨西哥出现疫情后，对墨西哥人采取无理行动。埃斯皮诺萨说，"外交部建议国民不要去中国，除非这些措施得到改变。"包括后来6月9日对美国新奥尔良市长雷·纳金因所乘坐的航班中发现甲型H1N1流感患者，也被留在上海接受隔离医学观察，上海根据防控甲型H1N1流感的相关规定，对他们的出境事宜做了妥善处理。

但国内专家、媒体力挺国内防控措施得当。《羊城晚报》2009年5月7日报道，钟南山不认为中国防控流感过度，而认为这次是所有突发公共卫生事件中处理最好的（《钟南山：不认为中国防控流感过度　我国正研发甲流疫苗》）。5月19日，新华社发表评论《面对新型流感，中国反应过度了吗?》，认为历史上已经有过流感二次暴发夺走千万人生命的先例，中国采取的严格措施同时也为阻断病毒在全世界的传播作出了贡献，因此"反应过度"的论点站不住脚，5月27日，南方日报评论《评论：面对流感是我们"过度"还是他们麻木》。

此阶段的信息发布重点是预警与谣言澄清。4月25日后，关于墨西哥流感的报道已占据报纸、电视、网络等各类媒体的主要版面。卫生部于4月25日在官网发布《中国卫生部等政府部门高度重视美国和墨西哥发生的人感染猪流感疫情》，表示对事态的关注，次日组织专家设计防控甲型H1N1流感疫情的答问，还转发了媒体、外交部等的相关报道，重点介绍国际疫情现状、我国采取的有关举措，提示我国迟早会出现相关病例。

世界卫生组织驻华代表处4月28日召开的新闻通气会，有媒体提问中国陕西省曾有百余学生暴发疑似流感疫情，询问是否与全球人感染猪流感疫情有关。卫生部立即向陕西省卫生厅核实了有关情况，经证实是B型流感，并在官网发布。当时境外媒体也出现了"人感染猪流感疫情源自中国"的谣言，卫生部新闻发言人4月29日接受记者采访，批驳谣言不实，并表示坚决反对一些境外媒体不顾疫情事实和基本科学常识的编造。

此节点信息发布要点：

1. 信息发布重点是预警信息与谣言澄清　输入性疫情在国际已出现，国内尚未出现时，对国内疫情的猜测信息、因恐慌而产生的谣言信息会比较多，要及时应对、严厉制止，才能有效保证后续疫情信息发布的可信性。

2. 初期严厉的防控措施可能招致国际社会不满的预先沟通　应该从法律等角度寻找依据，并在今后注重依法防控、充分沟通。国内媒体的社会责任感、维护国家形象的责任驱使下，能够有效声援，发挥媒体的作用很关键。先期沟通比后期沟通效果好。

3. 对国内防控措施必要性的讨论需要更充分　在疫情初期及即使在疫情结束之后，对于防控措施是否过度还有类似争议。提示我们在今后风险沟通中，对国内公众的输入性病例防控措施必要性的沟通还应该更具体、到位，不妨将决策过程向公众公开，而不是只给公众一个结论。另外，在新发传染病的前期，专家对疾病的判断有争议是正常的，这些争议的呈现对于公众理解防控措施的选择具体有重要意义。

关键节点二：首例疑似及确诊病例发布

5月10日16时，四川省报告了我国首例甲型H1N1流感疑似病例。5月10日，卫生部网站在第一时间通报四川发现内地首例疑似甲型H1N1流感病例的消息，而各大媒体也及时向社会发布了。5月11日早晨，中国疾病预防控制中心和军事医学科学院对该疑似患者咽拭子标本甲型H1N1流感病毒的核酸检测结果为阳性。

根据当时的《甲型H1N1疫情风险沟通与信息发布预案》，如果一旦发现了首例病例，卫生部将及时进行发布。卫生部新闻办公室做好了中央电视台现场直播的准备，转播数据线已拉到了发布会现场。但是在确诊病例之前的首例疑似病例在四川出现以后，在发布的环节上出现了一个分歧：如果按照过去的做法，卫生部必须确诊病例以后发布，当时的预案没有明确是否发布疑似病例。但是甲型H1N1流感疫情大家都高度关注，四川省已经发现了这个疑似病例并且采取了公共卫生措施，在当地很多人已经知道这个事件。当时还有一个情况，5月12日正好是汶川地震一周年，成都要举行重大的纪念活动，很多的媒体都云集在四川。在这种情况下发布不发布？当时预案没有考虑到疑似病例到确诊病例需要一个时间段，也没考虑到汶川地震的纪念活动。当时情况比较特殊，经过紧急研究商量，最后还是采取了疑似病例就发布，确诊之后开发布会。

5月11日凌晨，成都市人民政府举行新闻发布会，通报在四川发现的1例甲型H1N1流感疑似病例情况。

5月11日上午11：30在卫生部五楼新闻发布厅刚刚召开新闻发布会，到会记者得到通知并被告知会后留下，另有重要新闻发布。随后卫生部新闻发言人发布了我国内地发现首例确诊甲型H1N1流感病例的有关情况。发布的主要内容为：患者基本及入境发病情况、检测结果、判断过程；向有关国家和地区通报的情况；患者治疗及病情现状。与该患者同机的旅客追踪到并在当地实施医学观察的情况；卫生部对各地卫生部门防控工作的具体要求；承诺公众今后每天将例行提供有关防控信息等。本次发布会历时半小时。根据上午发布会的安排，卫生部新闻办公室又于当天16：00召开了新闻通气会，邀请专家详细回答了记者关心的问题。

甲型H1N1流感在一开始暴发时都是输入性病例，由留学归国人员携带入境，刚好5月份又是欧美学校的假期。于是，媒体上一场关于"留学人员这个时候是否应该回家"的社会讨论由此产生。这场讨论背后，不仅仅是留学人员爱不爱国的问题，更是中国贫富矛盾的一种体现。5月17日，国务院总理温家宝看望北京首例确诊患者，欢迎留学生"回家"，同时提出理解配合国内防控措施的要求。

此节点信息发布要点：

1. 疑似病例的发布不可忽略 如果没有发布疑似病例而直接发布确诊病例，势必又引起公众猜疑。根据传染病防治法明确疑似病例发布主体，如果疫情影响较大，卫生部可再次发布。预案中应该明确信息发布主体。

2. **首例确诊病例发布应辅以其他互动沟通形式** 首例病例的发布其象征性意义是非常重大的，意味着感染风险加大、国家的防控措施调整、对经济影响的潜在风险加大等。因此，首例确诊病例专题发布、媒体通气会、新闻稿等多手段一起上，有助于有效化解公众疑虑，获得社会普遍支持与信心。

3. **输入性病例涉及留学生、归国人员回国等问题，注意人性化的发布** 由于"回家"本来就是中国文化里的一个基本传统，但是在疾病、生死，在不平等面前也会受到冲击，疾病对文化的冲击和重构应引起重视。国家领导人对于"回家"留学生病人的探望体现了以人为本的人文关怀，可以起到很好地稳定民心的作用。

关键节点三：局部聚集性暴发

在流感局部聚集性暴发期，按照扩散规律，由"国门"到"家门"，由散发进入聚集性暴发，要防社区暴发流行，当时就发现学校是最容易集中暴发流行的地方，学校成为重点关注的区域。

2009 年 6 月 17 日，广东东莞石排镇中心小学发生内地首例聚集性甲型 H1N1 流感疫情，确诊甲型 H1N1 流感患者总数达到 53 人，石排全镇 1550 名密切接触者紧急进行医学隔离。与散发相比，聚集性暴发的沟通对象和沟通面更大、更复杂，风险沟通方式、渠道的立体化得以呈现。此前在 6 月 12 日，广东省卫生厅在网站发布《省卫生厅及时调整甲型 H1N1 流感防控策略》，提醒公众，社区暴发或流行的风险进一步加大。将按照"减少二代病例、延缓社区传播、加强重症救治、应对疫情变化"的原则，调整防控策略和措施。并重点加强学校、托幼机构等人群密集场所的防控工作。广东省卫生厅网站一有确诊病例立即发布，6 月 13 日至 7 月 15 日，几乎每天都发布确诊病例，如标题为《7 月 7 日我省新增报告 5 例甲型 H1N1 流感确诊病例》，7 月 15 日改标题为《广东省卫生厅甲型 H1N1 流感防控工作信息通报》，每 2～3 天发布一次，并通过网站及时动态的发布防控工作情况。

同日，卫生部网站发布《社区甲型 H1N1 流感暴发流行控制工作方案》，并转发新华网报道《我国将调整防控策略备战疫情社区暴发流行》，其中对为何出台方案、方案是否会带来防控措施的调整，记者采访中国疾控中心流行病学首席专家曾光，告知公众这一方案的出台很及时，是为应对我国可能出现的疫情社区暴发和流行提前做的准备。同时方案的出台也意味着我国的疫情防控策略近期可能会做出一些调整。

6 月 22 日，卫生部网站转载广东省卫生厅网站《广东省有序有效处置东莞石排中心小学聚集性甲型 H1N1 流感病例》新闻稿。同日，卫生部网站刊登了教育部、卫生部组织专家制订了《学校甲型 H1N1 流感防控工作方案（试行）》。

此节点信息发布要点：

1. 省内聚集性疫情暴发信息发布和风险沟通以省卫生厅为主、卫生部为辅。

2. 风险沟通需要发布疫情的趋势，提前预警，并注重信息发布的技巧。与此同时，公众可能会产生"为什么会越来越严重"的疑问，出现"疲惫"、"情绪宣泄"甚至"愤怒"的反应，这个阶段风险沟通需要注意公众的情绪引导，体现专业化的关怀。

3. 疫情不同阶段传播的信息侧重点有所不同。初期，当疾病还只在墨西哥出现的时候，国内公众只需要知道这个事；当成都出现第一个病例，这时候就重点要教给公众如何来防范；而当已出现社区传播的这个阶段，就要告诉公众疾病的危害性，让公众做到心中有数。

关键节点四：出现首例死亡病例

2009年10月6日，也就是在疫情传入我国近5个月之后，西藏自治区卫生厅报告内地首例甲型H1N1流感死亡病例。西藏自治区疾病预防控制中心对医院送检的样本进行检测，并经国家疾病预防控制中心复核，结果显示甲型H1N1流感病毒核酸呈阳性。卫生部向世界卫生组织通报了患者的有关情况。

西藏报告内地首例甲型H1N1流感患者死亡的消息，媒体和公众都显得理性，没有形成更多的传言和谣言。内地首例甲型H1N1流感死亡例发生在疫情暴发的半年后，这在全球化交往中的中国来说是一个出色的成绩。

卫生部通过官网发布信息《卫生部部署甲型H1N1流感防控工作》、《专家对如何防范出现甲型H1N1流感重症病例提出建议》，明确告知10月6日，西藏自治区卫生厅通报我国境内首例甲型H1N1流感死亡病例，专家提请广大群众注意防范。其后，通过通气会等形式，解读如何防范及减少出现重症及死亡病例。

此节点信息发布要点：

公众的风险认知与客观风险存在差异。在公众的感知中，一种疾病如果没有造成死亡，传染性再强也是不足为惧；而一旦出现死亡，恐慌又会达到历史的新高。因此，尽管只出现了一例死亡病例，但其在风险沟通上的重要意义是显而易见的。并且，在疾病流行中，新的死亡病例可能接二连三出现，要做好公众的心理疏导工作，从科学角度理解病死率，理性看待死亡病例。卫生部及时发布信息，并注意使用信息突显策略，发布中国死亡数据、卫生部门的防控重点的明确，从而实现议题设置，将公众的注意力由死亡转移到防控的信心上，降低公众恐慌和不安。

1. **突显出现重症及死亡病例，是疫情发展的必然结果** 卫生部举行新闻通气会，邀请卫生部甲型H1N1流感临床专家组组长、北京朝阳医院院长王辰出席发布会，并提示，此前我国采取的一系列防控和医疗救治措施，有效延缓了疫情在我国内地的蔓延。"但是随着流感高发季节的到来，甲型H1N1流感发病总数上升，重症病例增多甚至出现死亡病例在所难免，也是符合疾病规律的。"

2. **突显病死率低于国际水平的信息** 卫生部在通报中使用信息突显策略，发布了中国内地甲型H1N1流感病死率的数据，明确告知公众：中国的病死率低于国际上报告的平均水平。如通报称，中国境内累计31个省份报告甲型H1N1流感确诊病例21 453例，已治愈16 892例，仍在治疗4560例，其中重症病例13例，已治愈8例，死亡1例。照此推算，中国的甲型H1N1流感致死率不足十万分之五，病死率低于国际上报告的平均水平。

3. **突显政府积极应对的信息** 通过官网发布新闻稿、转载新华社等权威媒体报道等形式传递给公众以下信息：国务院领导对首例死亡病例高度重视并作出重要批示，要求卫生部门加强对地方重症病人的救治指导工作；卫生部协商工信部紧急调20万剂疫苗空运至拉萨；并于10月6日召开卫生系统电视电话会议，要求各地重点加强重症病例发现与救治、疫情监测工作，努力减少重症和死亡病例等。

关键节点五：疫苗研制及接种

为做好甲型H1N1流感疫苗预防接种宣传报道工作，制订了甲型H1N1流感疫苗预防接种宣传报道方案，并与有关部门配合，重点开展以下一系列宣传工作：①制订新闻提示并在媒体通气会上向中央新闻单位提出宣传报道要求；②召开新闻通气会，由有关专家向媒体介绍疫苗相关知识，并解答媒体关心的问题；③将预防接种工作宣传要点印发至各省级卫生行政部门并刊登在卫生部网站；④及时监测舆情，以答记者问形式将热点问题口径刊登在卫生部网站，及时解疑释惑。此外，配合中央电视台焦点访谈栏目制作多期节目，介绍有关政策和知识，9～12月期间在中央电视台、中央人民广播电台各频道播放公益广告，国庆节期间增加播放次数。另外，明确各地卫生部门对外宣传的纪律要求，防止出现过度炒作现象。但在疫苗接种沟通过程中，也出现了两个应对的关键点，一是疫苗研制的沟通，二是对接种疫苗后死亡病例的风险沟通。

疫苗研制成功前的沟通。在7月上旬，随着疫情的蔓延和我国甲型H1N1流感确诊病例激增，公众对疫苗的上市充满期待。"疫苗投产"、"首批疫苗下线"等相关报道论题，更是调高了公众的"胃口"，以为很快个人就能用上疫苗。这时卫生部要求各级卫生行政部门、医疗卫生机构和新闻媒体应做好此方面的舆论引导工作。发布信息主要内容为：①目前企业正在研制生产的甲型H1N1流感疫苗都是供试品，是用来做实验测试和临床研究用的；②为保证安全性和有效性，甲型H1N1流感疫苗使用前必须要经过严格的临床实验，这个阶段据专家估计最少需要三个月的时间；③甲型H1N1流感疫苗目前不会上市销售，生产出来的疫苗将用于国家储备；④流感疫苗有很多禁忌证，并非人人需要接种等。

疫苗研制速度超出预期的风险沟通。从2009年5月27日，世界卫生组织确定甲型H1N1流感疫苗生产用毒株并将其发放至我国疫苗生产企业；到9月8日，陈竺部长宣布中国成为世界上第一个可以应用甲型H1N1流感疫苗的国家，疫苗随后发放各地。此次甲型H1N1流感疫苗由研制到临床试验再到大规模接种共用了3个多月的时间。但是，疫苗研制节省时间这一创举在风险沟通方面出现了一点插曲。疫苗的研制成功比预想的来得要快，相关信息没有有效的做出澄清，导致公众对于快速研究出来的疫苗的安全性有所顾虑。到底安全不安全？各地组织接种的过程中，出现了疫苗产量尚未满足供应时，各地抢先打疫苗；待疫苗满足供应时，很多公众持迟疑态度，对疫苗安全表示担忧。尽管就疫苗安全方面的信息做了很多发布，但没有就疫苗为何如此快速研制成功作透明的解释和回应。

疫苗接种后死亡病例的风险沟通。疫苗接种作为一种公共卫生政策，出现一定比例的不良反应对公共卫生专家来讲，是正常现象，但因存在风险认知差异，公众往往难以理解。考虑到这种风险因素，卫生部新闻办在整个大规模接种期间，一直保持信息透明，自2009年11月8日至2010年3月18日，前期每天通报，后期隔天发布《卫生部甲型H1N1流感疫苗接种工作信息通报》，共发布99期。从接种开始到12月初，卫生部陆续接到了接种后死亡病例报告。公众开始在网上讨论：甲型H1N1流感疫苗死人了，大家还准备打不？全面向社会通报还是不报？通报也许会引起公众恐慌，但如果不报，可能会谣言满天，进一步加重公众对疫苗的不信任。最后的决策是即时向社会通报。原因一是媒体对此已有不少报道，在新媒体时代，只有以正确信息纠正误解，如果不加更正错误信息不会自动消失；二是根据以往与公众沟通的经验，只要把道理讲清楚，公众是会理解的，关键在于内容与方法。

如卫生部于11月3日召开的媒体通气会，介绍疫苗接种及不良反应的风险情况，针对媒体报道的偶合死亡病例请专家介绍我国心源性猝死发生情况，请药品生物制品检定所专家介绍疫苗研制和安全性等。在卫生部网站发布新闻稿或转载稿件，如《世卫驻华代表：中国的甲型 H1N1 流感疫苗安全有效》、《技术是中国率先研制出甲型 H1N1 流感疫苗并开展接种工作的重要因素》、《专家：我国研发的甲型 H1N1 流感疫苗是安全有效的》等，给出疫苗安全的有关事实。2009 年 11 月 13 日，卫生部接到接种甲型 H1N1 流感疫苗后死亡报告 2 例时，举行媒体通气会；12 月 1 日全国共报告接种后死亡病例 4 例时，再次专门举行媒体通气会，卫生部新闻发言人及应急办主任重点解释了死因调查结果，和记者面对面作互动和解释。并证实监测结果与世界卫生组织做出的全球甲型 H1N1 流感疫苗接种安全性结论基本一致。

此节点信息发布要点：

1. 科学性是风险沟通的基础 要沿着"科学性"的主线进行疫苗风险沟通，只有统一在科学性这个问题上才可能取得前后一致。比如说疫苗创新或者它的难度到底有多大，我们当时应该把问题具体分析，针对研发疫苗，WHO 及医学专家各自提供全面、科学的信息，而不能笼统地讲很难。后面出现很多疫苗的问题都和前期宣传的不准确有关系。在后期疫苗提前研制成功，应针对公众关切作出明确解释。如果在研制过程中各个节点向公众展示，保持公开、透明就更好。

2. 对疫苗安全性、不良反应发生率等信息保持透明 通过卫生部网站发布新闻及在通气会、发布会上进行沟通解释。持续沟通、不断沟通、反复沟通，提供第三方如 WHO 的佐证言论等，才能做得比较到位。

3. 采取"两面说"而不只讲"一面理"的策略 在流感大流行期，疫苗接种为疫情防控提供了科学保障。然而，随着接种不良反应的出现，公众在信息接收过程中呈现显著的选择性，呈现出"负面特性主导"的特征，研究者发现个体往往赋予负面信息更大的权重。如果只讲疫苗接种的安全性，会被解读为回避、隐瞒。从而导致谣言风行，加剧公众恐慌。而直面公众的顾虑和恐慌，以事实帮助公众恢复常识、科学、理性的认知态度，会使沟通更有实效。

五、思考与启示

2009 年甲型 H1N1 流感信息发布工作是"非典"以来，在风险沟通理念指导下开展重大公共卫生事件新闻宣传工作的典型案例，对其开展回顾、反思和分析，有助于为未来的突发事件应对提供借鉴。

（一）风险沟通是突发公共卫生事件防控的重要组成部分

风险沟通与疫情防控同等重要，防控疫情是最终目的，而风险沟通是重要手段和重要组成部分之一。突发事件的处置工作，新闻宣传工作、风险沟通工作必须同步开展，否则可能会引起公众极大的心理恐慌；从另一个方面来说，传染病的防控必须要通过公众来共同参与，没有公众参与的传染病防控工作很难做好。这就需要突发事件的新闻发布机构与主管业务部门就风险沟通协调好并达成一致。

一般疾病的疫情发展态势可以分为"未发及散发"、"聚集性暴发"、"社会大流行"、"控制及消退"等阶段，以及国外有疫情国内暂无病例、首例疑似及确诊病例发布、局部聚集性暴发、出现首例死亡病例、疫苗研制及接种等五个关键节点，风险沟通要贯穿疫情始终，并抓好关键节点的沟通工作。

（二）坚持新闻宣传与健康教育并重，增强风险沟通内容的有效性

突发公共卫生事件中，信息发布内容包括几个方面：疫情信息、政策信息、防控措施信

息、风险预警信息等,还一定要包括健康传播信息。需要重视和加强风险沟通和健康传播的研究和探索,以在形式和内容上满足公众对健康信息的需求,知识传播的关键是行为的改变,健康行为的依从性,减少疾病的发生,要着眼于健康传播的行为改变效果提升,如宣传画强调洗手、开窗、通风,说服公众改变行为等。

1. 健康传播应当尊重科学 通过传播使公众理智对待疾病、对待生命。同时,提高风险沟通能力,在公共卫生机构、公众和媒体之间建立起良好的沟通桥梁,有效应对公共健康事件。

此次甲型 H1N1 流感期间,社会关注度高,除大众传媒外,社区、医院、学校都开展关于甲型 H1N1 流感的信息传播,各单位积极性也比较高;健康教育机构制作视频、平面的传播材料,对于稳定公众情绪很有好处;在健康信息的报道这一块,中国健康教育中心等机构确定的核心信息被采纳度都比较高,新华网、人民网等很多媒体根据提供的信息做了大量视频或者图片,讲得比较详细周到。

2. 发布的信息要通俗易懂 有时候专家写出来的材料专业性强、晦涩难懂,要通过新闻部门的努力变成公众容易接受的、通俗易懂的信息。如果通过卫生部网站发布一个五六页的文件,则必须做解读,否则很容易被媒体断章取义并炒作。力争通过信息的采集加工把文件素材变成新闻材料。还有一种有效的方式是"答问",比如卫生部新闻办公室就老百姓关心的问题制作了《甲型 H1N1 流感传播的知识问答》《甲流疫苗接种的知识问答》等通过网站发布,把专业的东西通过一条条问答的形式呈现,让公众易于接受。

3. 对公众行为改变效果的评估比较欠缺 尽管在健康传播方面做了很多工作,但是不能定量地说传播效果有多好。目前的评估只限于工作量的评估,如稿子发出去了、宣传画也放了、电视里面广告也播了,但是公众的行为改变了没有,这个评估几乎没有人去做,也很难做,需要加强研究。

(三)提前制订风险沟通预案及多部委、多部门信息立体发布机制

1. 制订实用、管用的风险沟通预案 要以法律法规为准绳,以预案为基础来做好信息的发布工作、风险沟通工作,根据国家层面的法律法规等,制订风险沟通预案。在实际情况中,地方常需要请示并得到同意才能做这个事;有法不依,我们一定要吸取这种教训,依据法律-法规-预案指导信息发布。而且制订的预案不能是挂在墙上不可操作的,一定要一步步有可操作性。

预案制订注意事项和教训:

(1)预案中应有对信息前后矛盾的地方怎么样进行纠偏,这些改善对我们以后应对新的疫情会有帮助。对负面的信息要及时进行澄清和回应,要不然影响非常大。在整个甲型 H1N1 流感的过程当中做得还比较不错。

(2)可以改善的还包括:应该把信息的流程再造,使其更标准化、规范化,避免一旦突发事件发生忙中出错。根据疫情传播、信息的重要性等对信息进行分级,不同类别的信息需哪级负责人审定,以保证信息发布时效,并将其书面化。

(3)预案中也应包括风险沟通健康传播专家的队伍、新闻传播专家队伍。此次疫情提供给权威主流媒体的名单上共有 27 位专家,并且前期经过培训、专家也愿意接受媒体采访,疫情期间比较活跃、比较会讲,收到良好沟通效果。

2. 发挥部委联合新闻发布的合力 这次疫情比较显著的特点是,发布会开的最多的一次。不仅卫生部频繁发布，还联合相关的职能部门一起，向公众进行解疑释惑。多部门协作方面的挑战，传染病特别是输入性传染病不是卫生部单独能够做的，像甲型H1N1流感涉及的大量人口感染者是学生，包括跨国度、人口流动、旅游等问题，需要协调有关部门，赢得相关部门的配合很重要，发挥药监局、教育部、质检总局、药监局等不同部门的合力，例如质检总局几乎每次会都参加发布。联合发布会的关键是口径要统一，信息要一致，而且要让容易让公众接受。存在的问题是风险沟通的机制有待进一步提升，成员单位之间的规范不统一、不同步、缺乏联动，非政府组织缺位等。

（四）重视风险沟通舆情监测与评估，风险沟通关口前移

1. 风险沟通关口要前移，而不是坐等事件发生再沟通　"及时性"是风险沟通的要素之一，此次事件总结的经验是，当事件发生后，公众感知到事件产生很大的心理冲击以后，再去沟通公众有一种被动的心理逆反。通过提前量的风险沟通可以减少公众在事发以后的心理冲击和出事以后或者事到临头再沟通的逆反和不信任心理，公众也能够接受你的观点，采取教给他的方法，会产生很好的传播效果。

风险沟通信息预警也经历了几个阶段。如5月10日后，我国出现首例确诊病例，信息发布上提示出现二代病例风险存在，提示公众注意防范，针对国内可能发生的二代病例情况，设计和组织专家问答，组织记者采访；之后是5月29号，我国出现了由输入性病例引发的二代病例，并呈现二代病例不断增多的趋势，信息发布提示出现社区暴发风险存在。这些有提前量的信息发布，不仅给公众时间做心理调适，更为疫情的防控提前做好舆论准备、打下群众基础。

风险沟通关口前移的例子之一是WHO把警戒级别提升到第6级，而中国防控措施弱化时的沟通。老百姓认为疫情严重了，防控措施就应该加强而非弱化，这时卫生部与WHO提前沟通，在WHO宣布决定的当天联合举行发布会。WHO提出警戒级别提升的依据，而中国没有按照它的建议做，其防控策略是基于中国的现实情况和疾病的规律特点而采取的。把不同的意见在同一个平台上讲，让公众觉得各有其道理，取得了较好的效果。

2. 加强舆情监测，提高信息发布针对性　在整个甲型H1N1流感期间舆情的变化是，前期由于媒体的信息来源渠道较少，国内暂没有疫情时，媒体报道比较有序；但到国内出现疫情后，公众与媒体关注度高，说法比较多。要重视舆情收集，就要坚持三个同步：舆情监测与疫情监测同步。传统媒体监测与网络媒体监测同步、媒体监测与公众热线电话（12320）监测同步，信息发布要回应公众关切，与公众互动，不能光自说自话。具体操作包括：疫情处置小组每天开碰头会，讨论舆情监测中反映出来的问题；通过专业机构监测400家传统的报纸、电台、电视媒体，同时也监测博客、微博、论坛等舆情信息，重点关注谣言、误解、混淆信息等；在媒体监测舆情的同时，还通过12320公共卫生公益热线电话监测公众的提问，每天、每周分析来电数量、最关注的提问等。

3. 加强风险沟通评估，总结经验教训　风险沟通的评估对于了解与掌握风险沟通的效果、并做出纠正具有重要意义。本次甲型H1N1流感疫情在中期和末期分别进行了一次风险沟通评估。一是在6月27日至7月7日，请清华大学结合内容分析和电话抽样调查，对流感舆情分析、公众信息需求、传播效果等问题进行抽样调查，回收有效问卷6468份。报告显示：政府是流感主要新闻信息源和公众最为信任的信息发布机构，78.1%的公众对流感的新闻报道表示很满意和比较满意，73.4%公众了解甲型H1N1流感的预防方法，流感防控的效果获得认可。二是在疫情后期,请舆情搜集小组对媒体的报道进行评奖,按科学性、全面性、通俗性几个原则进行打分,优秀报道在奖励的同时进行二次传播。

(五)满足媒体多角度、多层次需求

1. 根据疫情不同阶段对媒体需求有所预期和准备 媒体采访需求上,在疫情传入我国前期采访量大,后期量就小了很多。刚开始关于防控策略的具体办法是采访比较多,到后期广泛的社区流行都有了,那时候的采访包括疫苗期间的问题很多,但是采访的量不是很大,对事件的关注度从媒体的角度好像有点疲劳了,在前期采访的需求比较多,对新闻部门而言就是一个挑战,一开始要适当让媒体不要那么恐慌。到后面媒体关注度下降怎么调动媒体积极性,这个其实也是风险沟通很重要的技巧。经验是,前期对报道的量或者报道热点要适当控制,不能多点开花。如果量大点多,公众对该事件的心理负担也会重。而到发布疫苗安全信息,到后期,当时动员打疫苗的媒体积极性就不是很高,就要有统一的、权威的专业声音,会比较有力地引导舆论。

2. 要满足媒体的多种形式需求 到事件的关键点上除了政府部门提供的信息之外,记者总觉得还需要有更多的采访发言人采访专家、采访领导等要求比较迫切。公布可接受采访专家名单是比较实用的方法,前提是与专家要提前沟通,专家接受过媒体沟通培训并对疫情最新情况保持动态更新和了解。

要考虑中央媒体与都市媒体的不同需求。比如孕妇的疫苗问题,就是由都市媒体健康版的记者替公众提问,觉得这个问题很好,把这个问题提交给专家组研究后解答。

另外,要考虑不同媒体形式的需要,中央电视台记者需要拍摄视频,画报需要图片等,可以提前集中获得一批图片或拍摄视频,公开提供给记者,方便报道。

3. 新媒体的作用有待进一步挖掘 媒体的作用,尤其是新媒体的作用有待进一步挖掘。比如说在本次风险沟通中,很少有卫生疾控部门的官员和专家开出有影响力的微博,这表明,微博、网络社区、视频网站等新兴传播手段还没有得到恰当的应用。

六、思考题

1. 突发事件风险沟通应遵循及时、公开、透明、全面的原则,何为及时?

参考答案:在危机传播中,我们强调及时、公开、透明、全面的原则,何为"及时",学者与实践者有不同说法。有的认为是了解事件信息的第一时间,有的认为是接到媒体提问时。但风险沟通强调风险预警、未雨绸缪,提前喊"暴风雨要来了",提醒公众做好准备。这种主动告知风险的信息发布方法,在此次甲型H1N1流感信息发布中得到了良好的应用。国内尚未出现疫情,但卫生部介绍国际疫情现状、我国采取的有关举措,提示我国迟早会出现相关病例。表达对事态的关注比我国出现首例确诊病例提前了半个月,这些有提前量的信息发布,不仅给公众充分的时间作出心理调适,更为疫情的防控提前做好舆论准备、打下群众基础。

此次预期信息发布,还较多采取通过专家发布疫情预警信息,在卫生部网站援引媒体报道来进行风险预警等,可有效降低预警失误可能对政府信任度招致怀疑的风险。

2. 如何通过信息发布适当调控公众关注度?

参考答案:当在疫情前期,当要降低公众关注度时,一要降低信息发布的频次,比如由每日发布改为每周发布,二是改变对信息内容的定义,如广东对于疫情发布前期标题为:《* 年

*月*日确诊*例病例》，后期标题改为《甲型 H1N1 流感防控情况通报》。这样公众的关注点也会相应转移。

与防止公众心理恐慌相比，在公众心理疲倦时发布引起注意的信息，难度更大。在信息发布初期，尤其公众心理恐慌时，心理对外界的风险信息接收及反应处于过度灵敏状态。自 5 月 10 日至 8 月上旬，持续三个月的信息公开与发布及媒体广泛报道，病例数量与人口总数相比并不多，且未出现死亡病例，公众对甲型 H1N1 流感信息接收趋于饱和，相关信息已经"熟视无睹"，部分公众对于甲型 H1N1 流感的风险认知麻痹大意，甚至一些防护措施走样。要引起公众注意，就要策划活动，2009 年 8 月 31 日中国健康教育中心和卫生部新闻办公室设计举行了防控甲型 H1N1 流感信息发布与风险沟通工作介绍及倡议活动，通过活动，提醒媒体、公众再次对防近控工作责任的关注。

第二节 汶川特大地震医学救援

自然灾害类事件风险沟通要点

灾害应对周期可分成预防、准备、救灾和灾后恢复四个阶段，风险管理和风险沟通是关键。在风险沟通活动中，应：

● 确定灾害的程度：不要做出过度保证，承认不确定性，共同面对难题，愿意做出负责任的推测。

● 处理情感方面：不要追求零恐惧，不要轻视公众的情绪，应认同公众的恐惧，并表现出爱心和同情。

● 鼓励公众参与：告诉公众会发生什么，给公众必要的物资，让公众享有知情同意权，自己选择行动。

● 对错误和似是而非的报道持谦虚态度：经常为错误和不足道歉，直率对待官方的看法和政策的改变，不隐瞒情况，做到公开和透明。

2008 年 5 月 12 日 14 时 28 分，四川汶川地区发生里氏 8 级特大地震灾害。地震波及四川、甘肃、陕西 3 省 237 县，灾区总面积约 50 万平方千米。截至震后 137 日，四川省汶川地震已确认遇难 69 227 人，受伤 374 643 人，失踪 17 923 人，受灾人口 4624 万，紧急转移受灾群众 1510 万人。极重灾区和重灾区公路受损里程达 50% 以上，通讯恢复延迟至震后 42～150 小时。医疗机构建筑物与医务人员损失惨重，医疗服务能力严重受损。汶川地震极端条件下的医学救援组织指挥面临着巨大挑战，卫生应急风险沟通成为医学救援中重要的组成部分，发挥了重要作用。本文摘取灾后卫生应急风险沟通中的一些片段进行介绍和分析，以期对今后自然灾害下的卫生应急风险沟通工作提供借鉴。

一、媒体、公众沟通

（一）背景

汶川特大地震灾后，医学救援任务繁重，卫生应急风险沟通面临着前所未有的挑战。紧急状态下的卫生应急风险沟通应该抓住哪些关键环节？如何将紧急医疗救援情况、卫生防疫形势、灾后健康教育知识等信息及时、准确、有效地传递给公众？如何展示医疗卫生系统心系灾区、齐心协力、舍身拼搏的高尚职业道德情操和高效运作、争分夺秒的工作效率？如何将医疗卫生系统的先进人物、先进事迹呈现在公众面前，既向人民奉献赤诚之心，同时也鼓舞士气、振奋精神？等等，一系列问题都没有现成的答案，需要通过风险沟通探索和实践来回答。

（二）风险沟通实施

1. 确立灾后卫生应急风险沟通新闻宣传的基本原则　根据相关理论和既往经验，震后卫生新闻宣传确立了"传播快速准确、信息统一发布、突出阶段重点"的基本原则和"围绕中心、深度挖掘、强化主导、扩大成效"的指导思想。四川省卫生厅主动配合省委宣传部，策划了以"与地震争夺生命"的卫生宣传总主题和"废墟中的生死大营救"、"救治中的生命接力赛"、"防疫中的生存保卫战"三部曲系列报道，确保新闻宣传工作及时、有序、有力、有效地开展。

（1）快速准确传播。灾后当日，四川省、成都市各大电视台等新闻媒体立即对省卫生厅应急救援医疗队伍赶赴灾区救援的情况进行了报道。随后，省卫生厅成立抗震救灾指挥部，由新闻宣传组统一组织协调新闻宣传报道工作。灾后初期，所有医疗紧急救援和卫生防疫的进展信息均实行每天发布，新闻媒体的采访尽量立即安排。

（2）多渠道全覆盖。为确保信息的广泛传播，采取了新闻发布会、记者见面会、集中采访会、参加电视电台直播节目、发送新闻稿、官方网站发布消息、发送手机短信、发放收音机等多种方式，源源不断地向社会公众传递最新信息，让公众知晓卫生救援的进度、卫生防病的政策和措施、自救和互救的知识和技能，给予大家更多的信心和力量。

（3）统一发布口径。四川省抗震救灾指挥部医疗保障组向外发布的信息，均由各工作组提交新闻宣传组审核整理后，由新宣传组统一对外发布，确保了发布信息的严谨、权威、一致。

（4）突出阶段重点。根据不同阶段的工作重心确定宣传的重点。第一阶段，重点宣传地震伤员的应急救治，包括灾区一线的伤员救治、伤员大转运，同时也兼顾卫生防疫及时开展的报道。第二阶段，重点是围绕生命接力赛，宣传卫生防疫的举措、成效和灾后防病知识、重症伤员的救治。第三阶段，重点宣传灾后恢复重建和对口支援，包括医疗机构恢复正常工作秩序和过渡期板房医疗机构建设。同时，注重把正面典型的宣传贯穿三个阶段的始终，充分展示卫生系统抗震救灾的感人事迹。通过适时调整新闻宣传工作的重点，确保新闻宣传始终围绕重点工作、中心工作有序开展。

2. 组建卫生应急风险沟通新闻宣传团队　根据重大灾害新闻传播的需要，整合新闻宣传资源，组建新闻宣传团队，加强宣传阵地建设，多方筹集经费，为新闻宣传提供了强有力的基础保障。

（1）队伍组建。从四川省卫生厅、中医药管理局、卫生新闻宣传中心、大众健康报和厅直属单位抽调了30余名同志，组成新闻宣传组，由分管宣传的厅领导任组长，内设4个工作小组。媒体协调与舆情监测组主要负责联络协调媒体、安排预约采访、撰写新闻稿、准备新闻发布会、监测舆情动态等工作；简报与网络组主要负责编写抗震救灾工作简报和卫生厅政务网信息的发布；典型事迹组主要负责典型事迹的收集整理和深度挖掘、组织典型事迹的现场采访、英模报告团等典型事迹的巡讲等工作；资料采编组主要负责医疗卫生抗震救灾重大活动的影像资料的拍摄和制作、相关宣传展板和宣传资料的美工设计制作等工作。各小组定人定岗定责、分工协作、各尽其责。

（2）阵地建设。在有效利用电视、广播、报刊、网络等公共媒体平台的同时，还大力加强了自身的宣传阵地建设。与大众健康报社共同推出抗震救灾特刊，四川卫生新闻宣传中心制作的"健康快车道"栏目连续制作播出九期节目并在四川电视台经济频道播出，厅政务网站改版并增加了抗震救灾专栏，及时发布医疗卫生抗震救灾信息。

（3）经费保障。整合多方面的资金保障宣传工作。四川省卫生厅年初预算的50万元宣传经费主要用于此次抗震救灾医疗保障宣传。印制健康教育宣传资料、开展健康教育专题宣传的经费在疾病防控相关经费中安排。争取社会资金支持，如"健康快车道"电视节目的制作播出全部由企业赞助解决。

3. 建立卫生应急风险沟通新闻宣传工作机制 在原有宣传工作机制的基础上，针对灾后面临的形势和任务，突出加强了效果监测、过程管理和沟通协调三个环节的管理，进一步完善了宣传工作机制。

（1）舆情监测机制。落实专人负责舆情监测，每天对主流报刊、电视台和网络媒体进行监测，分析媒体对医疗救援、卫生防疫等卫生相关内容的关注度，收集宣传信息反馈情况，确定社会和媒体关注的重点方向，并提出工作建议。共完成舆情监测分析30余期。针对网上出现的负面信息及时调查上报，并提出处理建议。

（2）采访预约审批制度。建立规范的媒体采访管理制度，新闻媒体采访均须先在新闻宣传组统一登记、预约和安排，达到了既强化统一管理，又及时掌握来访媒体情况的目的，同时为与新闻媒体的密切沟通联系建立了良好的平台。该制度的实施取得了良好的效果。

（3）信息发布制度。主要采取定期发布和不定期发布两种形式，发布医疗保障工作信息。一是通过医疗卫生救援《每日进展通报》、《工作快报》每天及时发布医疗保障动态信息。二是通过参加四川省政府新闻发布会和召开卫生专题新闻发布会、召开媒体通气会、做客省政府网站和成都人民广播电台、值守四川人民广播电台"阳光政务"政风行风热线等方式不定期发布重要信息。共参加省政府新闻发布会9次，其中向50家境外媒体的专场新闻发布会和医疗保障组专场新闻发布会各1次；组织召开5次新闻媒体集中采访会、2次新闻通气会，主题分别是灾区卫生防疫、医疗救治、指挥部重要文件解读。参加省政府网站抗震救灾在线访谈直播节目"抗震救灾四川卫生在行动"、省广播电台"阳光政务"抗震救灾特别节目，宣传介绍医疗救援与卫生防疫工作。参加的省政府网站节目被中央人民政府网站收载。三是每天向省委宣传部和媒体提供医疗保障工作动态最新进展。四是厅政务网站增设了"四川省卫生厅抗震救灾专栏"等栏目，公布抗震救灾医疗保障组的文件、工作快报、新闻发布稿等，及时发布信息1300多条、图片近300张、医疗卫生救援和卫生防疫工作通报90期。此外，还在厅政务网站开通四川省各医院收治地震灾害伤员信息查询系统，为寻找在地震中失散的亲人提供方便。

（4）媒体联络制度。安排专人负责与媒体联络，凡到医疗保障组采访的媒体记者，均进行详细登记联系电话、电子邮箱等。在此基础上，建立了包括中央媒体、省外媒体、省内媒体和境外媒体在内的"抗震救灾新闻媒体记者通讯录"，随时与媒体保持密切的联系。在医疗紧急救援阶段，每天都将工作信息主动发送到记者们的电子邮箱，便于采用报道。同时，主动向媒体提供新闻线索，整理新闻线索3期共2000余条，将省抗震救灾指挥部和医疗保障组的重要文件编写新闻稿 25 篇,及时挂网并发给记者。被新华社、人民网、四川日报等多家媒体多次刊用,有效扩大了政策宣传面。为加强灾区一线的宣传报道,统一安排车辆,联系安排被采访单位和人员,组织中央、省级媒体深入映秀、北川等抗震救灾一线,采访报道省内外医疗卫生防疫队的先进事迹。

(5)资料收集制度。资料收集是宣传的重要基础工作,也是促进宣传向纵深发展的保障。新闻宣传组收集和记录了所有部、省、厅领导在抗震救灾中得重大活动、医疗保障组重要工作、医护人员和防疫人员在抗震救灾一线的影像资料。其中,照片 2 万余张,录像资料带 61 盘。制作抗震救灾宣传展板 5 期,制作反映省抗震救灾指挥部医疗保障组和全省医疗卫生系统救灾专题片——"永不磨灭的记忆"、反映全省卫生抗震救灾的画册《汶川大地震中的白衣战士》。制作健康知识宣传、康复培训等内容的 VCD 光盘 2800 余张,DVD 光盘 500 张。

(6)信息联络制度。为保障抗震救灾医疗卫生信息及时送达公众,建立了医疗保障组内部的信息联络制度。各工作小组的工作信息通过医疗保障组工作组长会议、各工作组阶段工作总结以及各工作组工作简报,及时在新闻宣传组汇总,新闻宣传组筛选出新闻线索,再由各工作组提供详细资料,及时提供给新闻媒体。保证了医疗卫生信息全面、及时、准确、源源不断地送达各媒体,达到广泛宣传的目的。

4. 卫生应急新闻宣传工作取得的成效

(1)充分借助公共媒体传播优势,加大了卫生新闻宣传报道量。先后接受中央媒体、省内外媒体和国(境)外媒体近百家、记者 300 多人次对抗震救灾医疗保障工作的采访报道。抗震救灾的医疗救援和卫生防疫等工作情况、感人事迹大量见诸广播、电视、报刊、网络等媒体。据不完全统计,中央和省级报刊、网络等平面媒体登载涉及抗震救灾医疗救援、卫生防疫等新闻报道 19 250 余条。

(2)加强与主流媒体沟通协调,扩大了卫生宣传影响力。协助中央电视台制作播出医疗救治、卫生防疫节目 20 余期。香港凤凰卫视、四川电视台、成都电视台等电视台,新华社、中新社、人民日报、健康报、四川日报等报刊,新华网、人民网、四川在线等网络媒体,中央人民广播电台、四川人民广播电台等电台,均大量报道了医疗救援、卫生防疫情况,并对健康知识进行了宣传。人民日报相继发表了报道四川卫生的长篇通讯《永不言弃的白衣战士》、《不负生命的重托》、《用爱托起生命的天空》等系列报道。光明日报发表多篇报道和评论员文章,新华社发表《是"白衣天使"也是"白衣战士"》系列报道。中央电视台新闻频道现场直播了四川省人民医院肠道传染病应急演练。与卫生部新闻办、中央电视台联合策划制作全面展示医疗卫生系统抗震救灾取得重大胜利的直播节目"健康之路——映秀行"在中央电视台一套进行播出。主动配合省委宣传部和四川电视台、四川人民广播电台、四川日报、华西都市报等新闻媒体,连续推出以"救治中的生命接力赛"、"防疫中得生存保卫战"为主题的新闻宣传系列报道。

(3)深度挖掘先进典型,加大正面宣传力度。及时收集、整理卫生系统的典型人物和典型事迹,在卫生厅网站"英雄谱"、"前方手记"、"八方支援"等栏目挂出各类文章 662 篇。抗震救灾一线医疗卫生人员撰写的《前方手记》被光明日报、人民网等多家媒体转载。与巴蜀书社联合出版《抗震救灾白衣战士前方手记》。发掘和推出了一批先进典型,全省卫生系统受到中央、省级各类表彰的先进集体 72 个,其中 2 个典型参加全国抗震救灾英模报告团,

1个典型参加全国总工会英模报告团。在地震中痛失七个亲人仍坚守在救治伤员的尼玛才仁，被媒体誉为"照亮震区的南丁格尔"和"提灯天使"的绵阳市中医院手术室护士长黄琼，作为抗震救灾医护人员的形象代表参加中央电视台《向祖国报告》七一晚会，其先进事迹深深感动了广大观众。

二、政府、部门沟通

北川县城是汶川地震中受灾最严重的地区，医疗救援和卫生防疫工作备受关注。围绕着是否该使用飞机喷洒对北川老县城进行消毒，各方专家展开论战。在四川省卫生厅的组织协调下，6天内三次论证、一次实地考察，专家们最终达成一致意见，否定了飞机喷洒消毒的计划。"是否该使用飞机喷洒对北川老县城进行消毒"的决策过程成为应急状态下政府及部门间风险沟通工作的一个缩影。

（一）背景

汶川特大地震中，北川县城三面高山向城区坍塌，整个县城被土石淹没，几乎夷为平地。城区所见之处都是山上滑下的巨石，县城核心地带的建筑，新城60%被毁，老城80%被毁，水、电、气等基础设施荡然无存。县城常住和流动人口约3万人，震后幸存者仅4000余人。至5月17日，幸存居民被转移至安全地带，武警在北川县城外建立了警戒线，警戒线内万余名救援人员和群众继续进行救援工作。

通过电视、网络等信息传播渠道，全国人民都在关注北川的救援情况，也在关注着北川的卫生防疫工作，特别是在医疗救援黄金72小时之后，从5月16日开始，人们关注的重心逐步从救援转向了卫生防疫。卫生防疫工作成为整个救援工作的关键环节，这给卫生防疫工作带来了巨大的动力，同时也带来了压力。

5月16日，四川省抗震救灾指挥部发布《关于切实做好地震灾后疾病防控工作的紧急通知》，对灾区的卫生防疫工作进行了全面部署，5月21日，指挥部再次发出《关于严格落实地震灾区疾病防控工作措施的紧急通知》，通知要求各地动员一切力量，使用一切技术手段确保"大灾之后无大疫"，对卫生防疫中的"重大事项、重大问题"务必及时研究解决。

从5月17日开始，大规模卫生防疫队伍进入北川，各种卫生防疫物资、设备大量运入灾区。

卫生防疫工作初期的重点是在尸体存放处、垃圾场和生活区开展消杀工作。震后数天后天气炎热，遇难者遗体开始腐烂，整个县城飘荡着一股尸腐的臭味，就像一座"死亡之城"。卫生防疫队员每隔一个小时对重点区域消杀一次，特别是救援人员和群众的临时营地，以确保他们的健康。

随着时间的推移，出现了很多新情况。5月17日下午14时50分左右，北川县城上游的苦竹坝因山体滑坡，形成围堰湖泊，水位上涨迅速，随时可发生重大洪灾，指挥部向现场救援人员和消杀人员发布撤离命令，2万余人紧急撤离北川县城，尽管在一个小时后就传来堤坝安全的消息，但潜在的危险依然存在。

5月19日，被掩埋者生存的希望已经没有了，出于安全和防疫的考虑，大部分救援队和防疫人员撤离县城，北川开始被限制进入。

鉴于北川县城卫生防疫工作面临的新形势，各方都在思考如何在北川更好地开展卫生防疫工作。民航直升机抗震救灾指挥部提出可以使用直升机到人员难以进入的区域执行消杀任务。在网络上，一些疾控专业论坛也在谈论是否应该使用飞机喷洒作业的方法对极重灾区进行消杀工作，各方专家意见各异。

（二）风险沟通

1. 议题提出 飞机空中喷洒消杀药品是唐山地震后采取的重要防疫措施。据当时的媒体报道，当年政府调集大量飞机在唐山上空喷洒消毒水，所以灾后唐山未发生大规模疫情，甚至连蚊子苍蝇都没有。5月17日晚，中共唐山市委给四川省委发来专报，介绍了当年唐山地震后卫生防疫工作经验，并对四川地震灾区卫生防疫工作提出很多有针对性的建议，其中提到"飞机喷洒杀灭，对灾区整个环境进行大面积不间断消杀，降低蚊、蝇、老鼠等病媒物密度"。时任四川省委刘奇葆书记当即批转四川省卫生厅："请结合实际情况，拟定防疫工作意见"。

2. 初次论证 飞机空中喷洒防疫药品的建议和批示很快被反馈到省抗震救灾指挥组医疗保障组疾病防控组。5月18日，卫生厅召集相关人员组成部省联合专家组，对其必要性和可行性初步论证，形成《关于飞机喷洒杀虫、消毒的意见和建议》，认为实施空中喷洒存在诸多问题：大飞机因受四川山地等地理条件和航速影响限制不能实施；小飞机每次载药量仅为200～250kg，无法满足用药量巨大的消毒工作需求，只能用于杀虫作业；杀虫喷洒作业不适合在大范围内进行，需要详细划定喷洒区域和喷洒点，建议在北川老县城首先试行；在杀虫区域内，除少量采取了防护措施的指挥和操作人员外，其他人员必须全部撤离；而且需要无雾无雨、无风或微风的气象条件，能见度不低于2km；飞机喷洒时距离地面高度为20m以下，航速为60～100km/h。建议书还对使用的飞机类型、人员保护、海拔高度、气象条件、使用的药物种类和剂型、飞机飞行高度和速度以及喷洒消毒时间安排、避免环境污染注意事项等问题提出了具体要求建议，对地面人工喷洒和飞机喷洒成本进行了比较，认为若飞机喷洒可行，则飞机喷洒的成本远低于地面人工喷洒成本。专家组最后建议，鉴于上述意见和建议完全是出于理论性推演，在正式执行喷洒任务前，务必先进行实地考察。

3. 成立现场指挥部 5月22日，省抗震救灾指挥部组织绵阳市政府、北川县政府、四川省卫生厅、林业厅、农业厅、公安厅、气象局、食品药品监督管理局、畜牧局以及成都军区联勤部、西南民航管理局等单位召开专题会议，决定成立飞机喷洒现场指挥部，由省政府领导任指挥长，四川省卫生厅、绵阳市、北川县政府领导任副指挥长，各省级部门为成员，具体研究部署飞机喷洒消毒杀虫工作。

4. 再次会商 当晚省卫生厅组织疾病防控组及国家、省、市专家对北川县城开展飞机喷洒消毒杀虫工作进行再次会商，来自各方的15位专家在指挥部对空中喷洒工作进行了进一步的论证，参加论证的专家均是长期从事消毒、杀虫、灭鼠、生物处理、虫媒控制等专业的国内知名专家。与会专家从各自的专业角度出发，各抒己见，充分发表意见，但对是否应该执行飞机喷洒任务未能达成一致意见：部分专家认为有必要进行消杀，理由是林业部门已经积累了相当的使用飞机对林区喷洒农药的经验，在全国人民万众瞩目的情况下，有理由采取空中喷洒措施；部分专家则认为，还根据实际情况进一步论证，需要考虑水源、效率等诸多问题，还要考虑舆论影响，避免误导大众将灾区和疫区的概念混淆；一些专家认为大面积消杀会对环境造成长期的不良影响，弊大于利；另一些专家却认为，使用目前国家批准的消杀药品，不会造成太大污染。

5. 多手准备 考虑到各方专家意见不一，会议最后决定要做好几手准备：一是成立飞机喷洒消毒技术专家组,由国家、省、市疾控中心、四川大学华西公共卫生学院、省畜牧局、省林业厅、省气象局等单位资深专家组成;二是依靠专家,科学决策,对是否开展飞机喷洒消毒杀虫进行再次充分论证,于5月23日派遣专家组前往北川,对北川老县城进行实地考察;三是提前做好飞机喷洒消毒杀虫处理的各项准备工作。会后,省抗震救灾指挥部医疗保障组对北川县城飞机喷洒消毒杀虫工作所需物资、人员进行了安排部署,组织专家拟定了《北川县县城直升机空中消毒实施方案》,具体明确飞机喷洒消毒现场指挥部组成及专家组成员名单,明确杀虫目的、范围和内容、实施时间、组织指挥、保障措施等内容,将人员疏散、飞机准备、喷洒设备、药品等事项一一落实,并要求省疾控中心做好人员和物资准备,在飞机喷洒后立即进入现场,对杀虫效果进行评估。会议最后将讨论结果上报抗震救灾指挥部。

6. 引爆舆论　5月23日,腾讯、网易等网站纷纷贴出"北川县城封城,将采取空中消毒"的消息帖子,引起社会、媒体普遍关注,也引起了人们的猜测,"北川发生重大疫情"的谣言开始在网上流传,并有愈演愈烈的趋势。另一方面,得到消息的部队、民航等部门纷纷请战,要求执行北川飞机喷洒消毒任务,解放军总参谋部向卫生部抗震救灾指挥部提出请求执行专用飞机喷洒开展消毒的任务,并提出已做好布洒消毒药剂的直升机准备工作,安排五架飞机,其中两架在成都市邛崃市机场待命,两架在成都市太平寺机场待命,一架在德阳市广汉市机场待命。

7. 现场考察论证　卫生厅将5月22日晚飞机喷洒现场指挥部会议形成的结论上报抗震救灾指挥部后,卫生部陈竺部长指示卫生部前方综合协调组即刻通报四川省卫生厅,要求组织专家充分讨论飞机喷洒消毒工作的可行性。

由于飞机喷洒消毒在国内外均没有现成经验,面对社会、媒体、参战部队等各方面带来的巨大压力,四川省卫生厅很快组织多行业资深专家赶赴北川开展实地考察论证。5月23日早上8点,省卫生厅、国家疾控中心、省疾控中心、绵阳市疾控中心、华西公共卫生学院、省畜牧局、省林业厅、绵阳市气象局等单位的11名专家对北川老县城的地形地貌、公共卫生风险因素、现场卫生防疫工作、水源、环境、气候等进行了实地深入考察并再次召开论证会,经过认真、充分论证,最终达成一致意见,形成了《关于在北川县城区使用飞机喷洒消毒的专家现场论证意见》。

论证意见认为目前在北川县城不宜采用飞机进行大面积喷洒消毒处理,主要理由为:一是城区废墟浅层的尸体已清理完毕,废墟下掩埋的尸体、垃圾、粪便是当前存在的主要卫生问题,对废墟开展飞机喷洒消毒仅为表面消毒处理,达不到对废墟下尸体、垃圾、粪便等的消毒目的。相反,使用人工消毒对提高消毒针对性、加强环境保护、提高消毒剂使用效率均为更好;二是县城遭受地震毁灭性打击后已无人居住,发生公共卫生安全的风险大大降低;三是北川县城三边环山、中间为河流,地形地貌狭长,我国现有直升机执行空中喷洒任务难度极大;四是灾区不是疫区,使用飞机喷洒消毒容易让国内外媒体、公众和有关专业人员误认为北川发生了疫情,造成不必要的误解和恐慌。专家组同时建议:将北川县城区废墟设为控制区,限制人员进入,可降低传染病发生的风险;限制时间暂定为一年,让被废墟掩埋的尸体、垃圾、粪便等自然降解(过度消杀会延长自然降解时间);同时开展蚊、蝇、鼠、尸臭等监测,适时杀灭蚊、蝇、鼠等病媒生物,并根据监测结果决定是否解除控制。专家组还对目前卫生防疫工作中存在的过度消杀的问题提出了意见和改进建议。

8. 计划取消　四川省抗震救灾指挥部采纳了专家意见,决定取消空中喷洒计划,随即于 5 月 24 日下午召开新闻发布会。发布会上，国家疾病预防控制中心环境所消毒检测中心主任回答了记者提问，向媒体澄清了此次空中喷洒计划取消的前因后果。自此，网上关于北川发生重大疫情的猜测逐渐消退。

5 月 24 日，四川省抗震救灾指挥部医疗保障组疾病防控组根据专家意见向各地发布了《关于合理使用消杀灭药剂的通知》，在通知中做出了"灾区不是疫区"的明确论断，对当时各地过度使用消杀药品的行为进行了纠正，指出"未明确有污染时，不需要喷洒消毒，如明确有污染时，可根据污染物类型，采用相应的消毒方法进行消毒处理。"各地使用消杀药品逐步走向规范。

5 月 24 日晚在成都召开的国务院抗震救灾办公会议上，温家宝总理、卫生部领导高度评价了此次北川空中喷洒消毒药品的专家论证过程。

（三）评述

这次决策过程是灾区防疫工作坚持科学防疫、科学决策的一个缩影；这次决策过程也是政府和部门间风险沟通工作的一个成功典范。

就 5 月 20 日左右的形势来看，全国人民都非常关注北川县城的卫生防疫工作，都希望在卫生防疫工作上有所突破；就技术层面来看，尽管存在一些困难，但实施空中喷洒在技术上是可行的，同时参战的各个部门群情高涨，都希望在抗震救灾中为灾区做出贡献。综合各方面的因素，实施飞机喷洒似乎是箭在弦上，不得不发，喷洒的结果也许是皆大欢喜。

从风险沟通的角度，此时面临着政府不同部门人员对问题有着不同的认识、不同技术背景的专业人员对自然灾害后消杀灭工作的不同认识、专业人员和公众以及媒体对飞机喷洒消毒问题不同的认识和看法等等矛盾和困难，一旦沟通不好，则极有可能造成来自政府和部门的不同声音都传递给媒体和公众，一方面可能带来公众对不一致信息的无所适从乃至恐慌，一方面会让公众对政府丧失信任，给灾后防疫工作带来极大的不利影响。成功的政府和部门间的风险沟通，应着眼于达成统一的正确认识、发布一致的权威声音、树立公众和媒体的信任。

在开展政府和部门间沟通时，应特别注意充分征询来自各个领域专家的意见，尤其是知名专家学者、行业意见领袖等的声音，既要保证决策过程的科学性，决策结果的可行性，又要注意"权威"、"意见领袖"对于公众舆论的巨大影响力，由他们来担任新闻发言人往往比平常的新闻发言人更具有公信力和说服力。此案中最后的新闻发布会由中国疾控中心环境所消毒检测中心主任解答媒体和公众的疑虑就取得了非常好的效果。

第三节　"7·23"甬温线特别重大铁路交通事故

一、事件概述

2011 年 7 月 23 日 20 时 30 分 05 秒，由北京开往福州的 D301 次列车行驶至浙江省温州双屿路段时，与杭州开往福州的 D3115 次列车发生追尾事故。事故造成 D3115 次列车 2 节车厢脱轨，D301 次列车 5 节车厢脱轨，其中第 2、3 位车厢坠落瓯江特大桥下，第 4 位车厢悬空。事故中断上下行线行车 32 小时 35 分，造成 40 人死亡（其中 3 名外籍人士）、172 人受伤，直接经济损失 19 371.65 万元。

事故发生后,党中央、国务院和各级党委政府高度重视,胡锦涛总书记、温家宝总理等中央领导同志分别作出重要指示,要求各有关部门和地方政府务必把救人放在第一位,全力以赴做好抢险救援工作,同时尽快查明事故原因,做好善后处理等工作。温家宝总理还先后主持召开国务院第 165 次、第 167 次常务会议,专题研究事故调查处理和铁路安全工作。在事故处理中,国务院张德江副总理、温家宝总理先后率有关方面负责人亲临现场。浙江省和温州市政府的主要领导第一时间赶赴现场,成立了应急救援指挥部,紧急开展抢险救援工作。公安、卫生、交通、安监等部门均派出工作组、应急救援队参加救援工作。

在"7•23"动车事故应急处置工作中,卫生部门的主要职责是组织开展紧急医学救援。23 日 20 时 31 分,温州市急救中心接到事故报告,3 分钟后即出动第一辆救护车,并于 16 分钟后到达事故现场。温州市卫生局接到动车事故紧急报告后,立即启动突发公共事件医疗卫生救援应急预案,迅速成立了由主要领导任组长的"7•23"铁路交通事故医疗救治领导小组,下设综合协调组、医疗救治组、宣传信息组、后勤保障组 4 个工作小组。紧急指挥调度市区各医院及附近市县共 53 辆救护车、120 余名医护人员赶赴现场抢救运送伤员;通知所有市区医院开通绿色通道,落实床位,组织医务人员全力以赴抢救伤员;通知温州市中心血站尽快组织血源补充到伤员救治医院;通知各县(市、区)卫生局、医疗卫生单位进入应急状态。

各医院接到指令后,立即召开紧急会议,启动应急预案,开通绿色通道。迅速检查应急药品储备,紧急腾空病房,采购调拨病床,调剂急救设备,集中所有担架推车到急诊科待命。同时,通过网络短信平台、手机等方式紧急召集医务人员回单位参加医疗救治工作。当晚,全市 11 家医院紧急召集 1409 名医务人员回到医院参加伤员抢救。伤员陆续抵达医院后,各收治医院按照"一名伤员一个救治方案,一名伤员一个治疗小组,一名伤员一名陪护人员"的方案开展抢救与治疗。

22 时 15 分,浙江省卫生厅应急办接到省政府应急办关于动车事故的电话通报后,立即进入应急值守状态。迅速抽调浙医一院、浙医二院、省人民医院专家组成的 3 支省级医疗救援队,由厅领导带队紧急奔赴温州各救治医院参与手术和抢救工作。同时指示离温州较近的台州、丽水市卫生局各组织 2 支医疗救援队火速赶赴事故现场救援;电令正在温州市参加全省 ICU 年会的 14 名专家马上赶到各收治医院,投入医疗救治尤其是重症伤员的抢救中。24 日卫生部从北京、上海等地抽调 9 名专家赶至温州支援医疗救援工作,重点指导危重伤员的排查和抢救,并协助制定救治方案。之后,国家和省卫生行政部门又多次派遣不同领域的专家赴温州参与伤员救治与康复。国家、省、市联合组成专家组,对所有伤员逐一检查评估,同时对危、重症伤员实行"一日三巡诊"和专家组查房制度,做到每名危、重症伤员有一套治疗方案和一个医护小组,实行 24 小时密切监护,并随着病情的变化不断细化治疗方案,确保每名危、重症伤员都获得最佳治疗效果,最大限度地降低伤情恶化与死亡。"7•23"动车事故共收治伤员 172 名,成功施行手术 45 人次,抢救危重、重症伤员 32 名,使 28 名患者从危重或重症转为轻症,未发生从轻症转为重症或危重。

在整个医疗救援过程中,血液保障供应也起了关键的作用。基于全省联网的血液管理信息系统,使领导小组和省、市血液中心能及时掌握各血站与医院的血液储备情况,有利于及时准确的下达血液调度指令,及时向各救治医院送血。同时,通过媒体发动群众爱心献血,血站昼夜开展采血工作,确保血源充足,有效保障了医疗救治临床用血的需求。

对于事故受伤人员的医疗救护工作,不仅限于抢救生命,早期的康复治疗同样非常重要。事故发生 72 小时后,省、市共同组成康复治疗医疗小组,对所有伤病员进行康复评价,并对其中需要康复治疗的伤病员提出了会诊和康复指导意见。随后,卫生部和省卫生厅又指派多名康复医疗专家赴温州指导伤员康复医疗工作。同时,针对当地医疗机构康复医务人员不足的问题,组织了相关医务人员开展有针对性的现场系统化培训,并加强后续的对口指导,切实做好事故伤员的康复治疗工作,使因伤致残率降到最低。

二、风险沟通

在突发事故灾难事件处置中,卫生应急救援工作是整个事件处置过程中最为核心的内容。卫生应急工作的成效直接关系到人的生命这一最高利益,也关系到政府的形象和社会的稳定,风险沟通必然是卫生应急工作的重要的组成部分。但在紧急的医学救援中,如何开展风险沟通?哪些是风险沟通的关键环节?以及沟通的内容与方法等,在我国尚缺乏现成的答案和经验。本文摘取了"7·23"动车事件卫生应急风险沟通中的风险评估、信息收集、媒体沟通与新媒体(微博)应用、伤员与家属沟通、议题管理等方面的内容进行介绍,为读者提供借鉴。

(一)风险评估

事故发生后,伤亡人数有多少?伤员的伤情和特征怎样?需调动多少医疗救援资源(包括救护车、救治仪器、设备、药品等物资的种类和数量,需准备多少床位,调集多少医疗救护人员等)?当地现有的医疗资源和救治能力能否满足需要?本次事故的医疗救援有哪些风险?其他很多问题都需在各项决策之前进行评估和研判。"7·23"动车事故发生在晚上,当时卫生部门接收到的信息非常有限,抢救伤员的任务又刻不容缓,在事故早期现场混乱的状态下进行风险评估存在时间的限制和信息收集的困难。温州市卫生局首先根据初步掌握的动车追尾状况及每节车厢载量,快速分析估计伤员人数,决定以收治 300 名伤员的规模紧急组织医疗技术力量。同时迅速落实人员快速全面地收集信息,分析全市医院现有的医疗资源和最大容量,以及各医院的医疗特色,尤其是离事发地最近的医院的条件和急救能力,评估医疗救援中存在的风险。24 日凌晨,分管副市长还率市卫生局主要负责人到各医院现场查看,并召开紧急会议,分析研判医疗救治情况,研究部署救治任务。在快速评估的基础上,提出了"尽最大努力抢救每一位伤员,尽最大努力减少伤员死亡率"的目标。迅速确定伤员"早期就近转送,重症及时转诊"的原则,指定 4 家三级甲等医院作为重症伤员收治医院。风险评估为开展有效的风险沟通、科学处置突发事件提供了依据。通过风险评估,进一步明确风险沟通的目标和重点,并确定了"及时、公开、透明报道伤员救治信息,展现医务人员救死扶伤精神"的宣传报道策略。

风险评估是一个动态的过程。随着事态的发展变化,医疗救援工作的进展情况及公众、媒体关注焦点的转移,风险评估需不断深入开展,并贯穿于风险沟通的全过程。要通过动态的风险分析与评估,及时调整、细化风险沟通的策略和方法。如伤员被送往医院后,众多媒体记者涌入医院,随意进入病房,随意采访伤员和医生,不仅干扰正常医疗秩序,还会使一些不确切的信息和伤员的负面情绪以现场直播的方式传播出去,放大了负面信息的不良后果,甚至会造成信息混乱现象。卫生部门面对既要对记者表示友好并满足采访需求,又要保证维持正常的医疗秩序和工作环境,避免负面信息放大传播,温州市卫生局通过及时的风险分析和评估,制定了加强医院秩序维护和媒体采访管理的措施。

（二）信息收集

信息是风险沟通的核心。在突发事故灾难事件中，人员伤亡和医疗救治情况是最关键的信息之一。若事故伤亡数据统计错误或医疗救治信息不及时公开报道，将会导致媒体、公众及家属亲友的质疑和愤怒，甚至引发次生危机事件。"7·23"动车事故发生后，最早参与救援的是当地居民、过往司机，许多伤员都是由私家车自发送往医院，救援现场也一度出现混乱无序。如何将分散在各医院的伤员信息和救治情况及时收集起来？如何确保对外报送的伤员及医疗救治相关数据准确无误？是本次风险沟通工作中面临的一个挑战。

温州市卫生局高度重视医疗救治信息的收集与管理工作，明确指定应急办、医政处分别负责伤员救治信息、危重症病人抢救信息的收集与统计汇总工作。事故当晚，市卫生局应急办负责人第一时间到达办公室，马上布置3名工作人员专门负责电话联系全市各医院，每个医院每隔30分钟收集一次伤员信息，统计汇总后上报市政府应急办、市卫生局相关领导和省卫生厅应急办。同时，设计《温州市"7·23动车脱轨事故"在院救治伤病员信息日报表》（电子表格），包括伤员基本信息（其中"身份证号码"至关重要）、临床诊断、伤情和收治医院等，于当晚12时左右发给各医院统一登记报告内容。24日3时左右各医院上报了救治伤病员信息报表。由于大部分昏迷伤员身边没有能证明其身份的证件，故上报的"无名氏"人数较多。又因重症伤员被转诊到指定医院治疗，往往会造成初诊、转诊医院重复登记。还有部分轻伤员到不同的医院门诊复诊，也会造成重复登记。为此，25日上午召开了各收治医院医务科长紧急会议，布置核对伤员身份信息任务，要求将伤员信息核实清楚后再上报，避免重复现象。同时规定，各医院每天上午10时、下午4时分别向市卫生局应急办实时报送伤员救治最新信息。应急办专人负责收齐医院上报的救治伤病员信息报表后，马上进行统计汇总，有疑问或发现逻辑错误时，及时通过电话调查核实。数据汇总后由应急办负责人审核签字，并经卫生局领导签字后，由一个口径对外发送。每天上午11时、下午5时通过手机短信分别向市政府领导、相关部门负责人、市卫生局领导和相关科室负责人报告。

各医院均成立了相应的工作小组（以医务科为主）负责信息管理工作，并固定同一个人负责伤员救治信息的收集、核实与报告。凡收治伤员的科室也有指定人员负责救治伤员信息登记工作。

（三）媒体沟通

新闻媒体是政府及各部门、机构与公众沟通的重要工具。"7·23"动车事故发生后瞬间成为全社会乃至世界舆论关注的焦点。国内外各大媒体迅速聚焦，各路记者纷纷赶赴温州追踪采访报道，最多时达100多家媒体、300余名记者。其中国外媒体24家、港澳台媒体14家、省外媒体51家。各媒体以最快速度报道了事故救援工作，并跟踪善后进展情况。累计刊发、转发相关报道44 000余篇，境外媒体累计发布4000多篇报道。省、市卫生行政部门在事故发生后及时向人民网、健康报、浙江在线、温州日报等新闻媒体提供医疗救援工作情况，并及时更新伤员收治信息。温州市卫生局主动加强与新闻媒体的沟通与联系，及时公布各救治医院的联系电话和联系人姓名，方便记者、伤员家属及亲友联系。各医院指定专人负责新闻报道和媒体接待工作，所有伤员信息通过媒体对外公布，并及时提供医疗救治情况，更新伤员收治信息，尽量满足记者的信息需求。各医疗卫生机构累计接受媒体采访200余次。8月5日，《健康报》还对动车事故医疗救援情况作了专版报道。

（四）微博应用

随着"微博"在中国网民中的广泛应用，这一交流平台已经成为国内热门事件尤其是突发事件的信息聚集点。"7·23"动车事故发生后，微博扮演了众多的角色：微博是事故最早的信息来源，乘客在车上用手机发微博，最早报道动车发生事故的消息，最早发出求救，最早发布图文并茂的事故现场信息。随即微博又成了寻亲信息的平台，新浪微博还开辟专门的栏目进行"微博寻亲"。同时，也是志愿者招募活动的平台，如温州三院招募100名志愿者活动贴，三个小时后就人满为患；温州萤火虫义工团当晚通过微博招募组建了私家车服务车队。此外，微博在一定程度上还扮演了辟谣阵地、"防骗提醒"发布者、献血倡议发出者等角色。事发5天时间内新浪、腾讯微博超过2360万条，本地网站单条帖子浏览量最高的将近50万次。其巨大的传播力量，特有的传播方式，对事故救援工作起到了积极的作用。根据微博的功能与特点，浙江省卫生厅充分利用微博开展卫生应急风险沟通工作。在事故发生当晚22时58分通过腾讯微博"浙江卫生"（地址 http://t.qq.com/zjwstwb）发布第一条有关应急救援和血液供应等信息：

 浙江卫生 ✅：我厅现在已经由杨敬厅长，马伟杭副厅长、医政处处长等人分别带领浙一、浙二、省人医、台州医院等四支医疗队火速赶往事故现场，开展医疗救援。由叶真副厅长负责总调度指挥。省血液中心已做好充足准备，确保救援用血。请附近医疗队有序组织，火速赶往救援现场，进行支援。郑继伟(@郑继伟) 蔡奇(@蔡奇)

7月23日 22:58 来自腾讯微博　全部转播和评论(964)　　　转播 | 评论 | 更多▾

7月24日凌晨开通新浪微博"浙江卫生"（地址 http://weibo.com/zjwst）账号后开始实行同步发布。24日1时，温州市血液中心献血已经严重饱和，献血市民人数众多导致血液中心门口交通拥堵，"浙江卫生"及时发出消息，关注及转载度即刻达到高峰。

 浙江卫生 ✅：#救援#各位网友，目前事故中的救援用血有足够保障，台州调配的200单位血液和丽水调配的150单位血液已到达救援现场，请大家放心。

7月24日 01:00 来自腾讯微博　全部转播和评论(2095)　　　转播 | 评论 | 更多▾

#救援#刚接到消息，温州当地采血队伍已全部出动，但献血队伍仍然排的很长。感谢大家踊跃献血，目前救援用血充足，大家可以先回家休息，天亮后来献。

7月24日 01:28　来自新浪微博　　　　　　删除 | 转发(997) | 收藏 | 评论(181)

截至8月8日下午16点，共发布卫生应急相关微博消息92条，累计被转播9969次，其中腾讯微博7402次，新浪微博2567次。腾讯微博听众数量由15万增至22.57万多，新浪微博听众数量逾4.48万多。新开辟的"救援手记"系列内容均来自参与应急救援第一线的医务人员，把一件件感人的事迹、一个个最真实的医务人员形象展现给受众。温州市卫生局、各医疗救治医院、血站工作人员也纷纷通过微博发布相关信息，迅速广泛地传递伤者救治、卫生应急救援工作动态及相关信息。

经观察分析，此次事故发生后 6 个小时之内是官方发布消息的黄金期。在这期间媒体对各方救援信息关注最为密集，关注度最高，最需要官方提供相关的信息，这时候发布的消息都能被媒体及时采用，是引导媒体报道的最佳时机；在这个时间，广大网民的关注度也最高，是用正确信息引导网民、抢占舆论先机、树立卫生行业形象十分关键的时机。因事故发生在晚上，后半夜关注度有所下降，如在白天，这个黄金期时间会相应延长。我们卫生应急风险沟通工作要充分利用"黄金期"优势，抢占舆论先机，挤压谣言可能发生的时间和传播途径。

（五）伤员、家属沟通

本次事故伤亡人员数量大，且涉及国内多个省市和外籍人士，伤员家属接待工作又由各救治医院具体负责。伤者尤其是重症和危重伤员的家属始终沉浸于极度担心和悲痛之中，受伤人员则长时间地被恐惧所包围。部分家属情绪非常激动，表现出对政府及相关部门不信任，对采取的措施敏感挑剔。如何做好伤员与家属的风险沟通，是本次卫生应急风险沟通工作面临的又一个挑战。在温州市政府的统一领导下，各收治医院及时成立家属接待工作组，负责联系与接待伤员家属，并向媒体公布医院联系电话和接待场所，方便家属及亲友联系沟通。医院为每位伤员配备 2 名医师、2 名护士、1 名护工全程护送检查，责任医生与护士根据伤员的病情，随时与伤员本人及其家属交流沟通，认真为他们介绍伤员病情和治疗方案，安抚伤员情绪。并充分发挥社会志愿者的作用，有序组织安排志愿者参与伤员陪护、服务等工作，特别是对于那些无家属陪同的伤员更是给予全方位关怀与照顾。各救治医院共累计接待伤员家属 760 余人次。同时，及时组建了由省、市两级专家联合组成的 5 支心理危机干预小组，重点对住院伤员及家属（包括伤亡人员家属）开展心理评估与危机干预。经过半个月紧张有序的工作，心理危机干预组累计访谈达 782 人次，完成专业评估 327 人次。对存在不同程度心理应激反应的 28 人进行了重点心理辅导和心理治疗。心理危机干预工作的及时介入，有效缓解了伤员的不良情绪，增强康复信心。同时，也增进了他们对卫生部门及广大医务工作者的信任。

（六）议题管理

"7·23"动车事故发生后，卫生部门一方面利用新闻媒体、网络等及时报道伤员救治情况和卫生应急工作动态，同时也通过多种途径开展舆情监测，及时了解公众关注的问题以及对政府、卫生部门应急措施的评价等信息，随时掌握舆论动向，积极引导舆论向有利方向发展。7 月 24 日，电视台、各大网站等众多媒体报道了在事故发生 20 小时后，搜救人员对高架上的半节车厢进行搜救时，发现了一名还活着的小女孩，名叫项炜伊，继而引起了众多的质疑。在当晚召开的新闻发布会上，记者提问：为什么救援已经结束，在开始拆解（车厢）的时候还会发现一个活着的女孩？铁道部新闻发言人王勇平回答：这是一个奇迹。此后，被称作"奇迹女孩"的小炜伊成为了全国人民及各新闻媒体关注的对象，小炜伊的生命与健康马上成为网络媒体一个热点议题，相关帖子铺天盖地，更多的是反映公众不满的情绪，给政府救援工作造成一定的压力。卫生部门尝试了运用议题管理的理念开展风险沟通工作，采取派遣国内一流专家全力救治，并及时、公开报道项炜伊救治进展情况的策略，积极引导舆论导向，促进平息公众的情绪。24 日 17 时 45 分从事故车厢救出的小炜伊先被救护车送到解放军 118 医院，由于伤情严重，当晚即转院到温州医学院附属第二医院（育英儿童医院）急诊室复苏抢救区进行抢救治疗。医院紧急成立医疗组，骨科、外科、麻醉科、ICU 等多名医生加入，专门负责她的治疗工作。因为受到挤压，伤及肾脏功能，引起挤压综合征，高血钾，腿部肿胀厉害，且肺部、全身软组织也有挫伤，医院连夜给她实施减压手术，之后又经历多次手术。浙江省卫生厅指派浙江大学医学院附属儿童医院外科、重症医学科专家参与项炜伊的抢救治疗。卫生部先后组织神经外科、儿童骨科、普通外科、重症医学科、手外科、显微外科、运动医学、创伤骨科、康复医学专家与省级、市级专家会诊，制订手术及治疗方案，成立了一个全国性的专家治疗组。在抢救治疗过程中，温州市卫生局主动向媒体通报小炜伊的伤情和救治情况，温州医学院附属第二医院采用召开病情通报会的方式向记者介绍小炜伊的治疗与进展。从医院领导到参与治疗的医护人员，都做到尽量满足记者的采访要求，使各媒体能及时准确的报道小炜伊从"保命 - 保腿 - 康复"整个治疗经过。7 月 28 日温家宝总理抵达温州后，亲临医院看望伤员，当温总理和医生护士们轻声走到小炜伊的 9 号病床前，小炜伊向左偏着小脑袋正在睡觉。护士伸手想把她叫醒，被温总理马上拦住了，温总理示意不要叫醒孩子，让她好好睡一下。一会儿小炜伊醒了，温总理伸手捏捏小炜伊的小胳膊，小炜伊转过头来看看这个不认识的爷爷，温总理弯下腰，左手揽住小炜伊，歪着头和孩子说话。最后，温总理帮小炜伊盖上被子，压实两头的被角，和医生护士一道走出病房……一幅幅亲切的画面、一个个感人的镜头在网络、电视上传播，人们释怀了。项炜伊成功救治的报道，充分展现了卫生医疗救护人员精湛的技术和大爱的精神，为卫生部门赢得了声誉。成功的议题管理能为政府形象加分，提高民众对政府的信任和理解。

三、思考与启示

我国正处在工业化、现代化和城市化建设加速发展阶段，加上社会转型期所产生、积累的各种矛盾，造成各类事故灾难事件有增无减，已对人民生命财产安全和社会经济发展构成极大的威胁。事故灾难的本质特征是由于人的操作失误或技术性过错而引发，往往和安全生产有直接的关系，具有人为性、因果性、突发性、破坏性、偶然性与必然性等特点，更成为政府、公众、新闻媒体乃至全社会关注的焦点。突发事故灾难事件涉及人员伤亡或存在次生、衍生突发公共卫生事件隐患时，卫生应急响应便马上启动。卫生应急风险沟通是贯穿卫生应急工作全过程的重要内容，对于提高灾难事故处置水平、增强政府与卫生部门威信、疏导公众情绪、维护社会稳定等都起着重要作用。在本次事故灾难事件的卫生应急工作中，国家、省、市各级卫生部门有效联动，在日常做好应急准备的基础上，第一时间迅速、有序、高效地开展紧急医学救援工作，同时，卫生应急风险沟通工作也同步启动。在事故发生后第一时间开展信息收集、风险评估工作；主动与媒体沟通，及时公布医疗救援信息和进展，并将各医院收治的伤员信息、医院联系人和联系电话在各大媒体公布；利用微博等新媒体快速传播医疗救援工作情况和相关信息；通过舆情监测发现公众关注的热点问题，尝试议题管理；通过医护人员重视伤员及其家属面对面的沟通、早期心理医生介入开展心理危机干预、积极利用志愿者为伤员和家属提供服务等，均是本案例卫生应急风险沟通的亮点。积极有效的风险沟通，有利于平息公众的情绪，争取公众的支持和信任，充分发挥了正面引导舆论、稳定人心、凝聚力量的作用，为医学救援工作创造了一个良好的舆论环境，在事件处置中起到了至关重要的作用。

事故灾难类突发事件相对于其他类型的突发公共事件而言，卫生应急风险沟通工作需特别强调以下几点：

1. 突发事故灾难事件种类繁多,涉及专业面广,事故原因复杂,对人体造成的伤害也多种多样。在卫生应急风险沟通的准备工作中,组织准备、信息准备与技术准备显得更加重要。在常态时就应成立专门的风险沟通组织,配备风险沟通专业人员,建立各类专家和卫生应急队伍;收集大量的信息资料,建立历史案例库、核心信息库、医疗救治技术库、卫生防病技术库;制订各类事故灾难突发事件风险沟通应急预案,规范开展培训与演练。

2. 事故灾难应急处置工作需要多部门配合、全社会参与。卫生应急风险沟通是卫生部门与政府、相关部门、公众和媒体之间信息沟通的桥梁,良好的沟通是多部门合作的保障。针对不同的对象,沟通内容要有不同的侧重。与政府沟通的重点是:报告卫生应急资源情况、伤病员救治情况、对策与措施、存在问题与解决方法、需政府协调解决的事宜。了解政府应对政策和策略,接受领导指示与指令;部门沟通:通报伤病员信息与救治情况、采取的措施与效果,提出需要配合的协作要求。了解整个事件的发生与进展、各部门采取的措施与效果、部门协调运行机制及存在问题;部门内部:通报事件发生与进展情况,传达上级指示及上下联动措施,风险识别与评估,落实应对措施,评估措施效果,讨论存在问题及解决方法;媒体:主动与媒体沟通,及时准确通报伤员救治信息、已采取的措施及效果、对公众的建议、获取相关信息的途径,并尽量满足媒体的信息需求。了解媒体的关注点、国内外对该事件的反应、舆论导向、社会参与情况;公众:公布伤病员信息、公共卫生与健康风险、已采取的措施与效果。宣传个体防护知识,动员社会参与。了解事件对公众造成的影响、公众关注点、信息与服务需求、对卫生部门的意见与要求。

3. 在信息化高度发达的当今社会,一旦发生事故灾难尤其是重特大事件,信息传播非常迅速,很快引起新闻媒体和公众的关注。在"灾难面前生命高于一切"的理念下,公众和媒体对伤亡信息非常敏感,而卫生应急工作往往专注于卫生医疗救援,忽视风险沟通或把风险沟通看成是常规的宣传报道,没有和其他应急响应措施同步,甚至始终未规范开展,造成内、外部信息渠道不畅通,工作人员掌握信息不全面,对外口径不统一,在接受采访时提供的信息互相矛盾或以偏概全等时有发生。因此,卫生应急风险沟通工作必须有专门组织负责并在第一时间启动,使组织内部人员迅速掌握相关信息,统一思想和行动。并根据各类事故灾难应急预案完善对外信息发布机制,保持信息沟通渠道畅通,尽快营造一个有利的舆论信息环境,提高信息发布的公信力和时效性,促进事件的有效处置。

4. 在突发事故灾难事件中,医学救治的伤员信息是卫生应急风险沟通工作需要收集并掌握的关键信息之一。由于事故灾难事件都是突然发生的,事故范围内及周边群众会在第一时间开展自救和互救,早期的院前急救、伤员运送等往往会出现无序或混乱状态。伤员收治在哪些医院,医院的地址和联系电话,各医院收治的伤员人数,轻、重、危重伤员分类人数,抢救失败死亡人数等信息,均需在第一时间开始收集,并指定部门和人员专职负责。为了确保伤员救治信息准确无误,需建立完善的信息报送网络,规范伤员信息报表内容,建立信息收集、核实、审核、发布机制。避免信息收集不及时或多头收集统计、随意对外公布等现象发生。

5. 事故灾难导致大量人员伤亡时,众多家属会纷纷赶来医院寻找亲人,陪护并监督治疗过程。此时,医务人员往往忙于抢救伤员而忽视沟通交流,则很容易发生医患关系紧张,伤员及家属会将心中的不满和愤怒情绪宣泄于医务人员,甚至发生聚众闹事,干扰医院的正常秩序。所以,每一位医务人员都要重视与伤员、家属的交流与沟通,学习并掌握卫生应急风险沟通的知识和技巧，对伤员及其家属要细心抚慰，耐心解释，积极疏导情绪，及时告知预后风险。医院要有专人负责家属接待工作，处处体现人文关怀。

四、思考题

1. 目前我国突发事件的信息发布制度及有关规定？

参考答案：突发事件信息发布是指在突发事件应急管理工作中，行政机关或授权组织依照法定程序，及时、准确、有效地向社会受众发布信息的行为或过程。《突发事件应对法》第五十三规定，"履行统一领导职责或者组织处置突发事件的人民政府，应当按照有关规定统一、准确、及时发布有关突发事件事态发展和应急处置工作的信息"。该法第五十四规定，"任何单位和个人不得编造、传播有关突发事件事态发展或者应急处置工作的虚假信息"；《国家突发公共事件总体应急预案》第三条第四款规定，"突发公共事件的信息发布应当及时、准确、客观、全面。事件发生的第一时间要向社会发布简要信息，随后发布初步核实情况、政府应对措施和公众防范措施等，并根据事件处置情况做好后续发布工作。信息发布形式主要包括授权发布、散发新闻稿、组织报道、接受记者采访、举行新闻发布会等"；《突发公共卫生事件应急条例》第二十五条规定，国家建立突发事件的信息发布制度。国务院卫生行政主管部门负责向社会发布突发事件的信息。必要时，可以授权省、自治区、直辖市人民政府卫生行政主管部门向社会发布本行政区域内突发事件的信息。《卫生部法定传染病疫情和突发公共卫生事件信息发布方案》第一条规定，"从本方案公布之日起，卫生部授权各省、自治区、直辖市卫生行政部门在本行政区域内发生传染病暴发、流行以及发生其他突发公共卫生事件时，及时、准确地发布辖区内的法定传染病疫情和突发公共卫生事件信息。"《国家突发公共事件医疗卫生救援应急预案》第四条第四款规定，"各级卫生行政部门要认真做好突发公共事件医疗卫生救援信息发布工作"。

2. 何谓新媒体，如何利用新媒体开展卫生应急风险沟通工作？

参考答案：新媒体是相对于传统媒体（包括报纸、杂志、广播、电视等）而言的，是在新的技术支撑体系下出现的媒体形态，如数字杂志、数字报纸、数字广播、手机短信、移动电视、网络、桌面视窗、数字电视、数字电影、触摸媒体等。相对于报刊、杂志、广播、电视四大传统意义上的媒体，新媒体被形象地称为"第五媒体"。在传统媒体环境下，信息传播有很强的地域性，受时空的限制，风险的传播有时间差。新媒体突破了时空的局限：从时间上看，信息从传者到受者，通过手机和网络实现了瞬时传播；从空间上看，信息无处不在。在此基础上衍生出来的博客、微博等新媒体形态，更优化了传播速度。网民只要一台电脑或一部手机，就可以通过互联网联通世界，就可以在微博、博客、BBS 等新媒体平台发表言论，而不受传统媒体把关人的约束。新媒体具备高度互动的空间，借助短信、BBS、博客、E-mail等传播手段，人们可以自由交流、互动和争辩。网络的高度互动性容易引发线上、线下群体性运动。根据新媒体以上特点，卫生应急风险沟通工作要高度重视新媒体的作用，与时俱进，善用各种新媒体构建多渠道、多层次的信息沟通系统，开辟政府及卫生行政部门发布信息的新通道，在各大网站建立官方论坛、微博等。平时加强与网民的沟通与交流，注重建立权威与信任，在突发事件发生时，及时动态发布相关消息，满足广大网民的知情权。另外，还要利用网络开展舆情监测，全面掌握卫生相关的舆论信息，及时发现舆情事件苗头，为卫生应急风险沟通决策提供参考。

3. 结合案例谈谈目前卫生应急风险沟通工作存在的问题与改进建议

存在问题：

1. 基层政府、卫生行政部门和医疗卫生机构对卫生应急风险沟通工作认识不足，重视不够；

2. 普遍缺乏卫生应急风险沟通预案及组织管理体系，尚未建立有效地运行机制；

3. 在卫生应急队伍中缺乏卫生应急风险沟通专业人员的配备；应急队伍成员缺乏相关的知识与技能。

改进建议：

1. 制定相应的法律法规依据和程序、规范等；

2. 加强各级卫生应急风险沟通专业人员队伍建设，定期开展培训与演练；

3. 通过突发事件评估、行政考核、表彰等形式，促使各级、各部门领导重视卫生应急风险沟通工作。

第四节　某地"核泄漏"传言

一、事件始末

（一）放射源归位发生故障，谣言初起

造成这次群众集体"外逃"事件的源头在某县××辐照厂。该县县城面积不大，事发工厂地处城郊，离县委、县政府约 3km。1997 年该厂投入生产后，许多外地的蔬菜公司都将蔬菜拉来接受钴 60 辐照，通过照射消除蔬菜中的病菌和害虫，并起到保鲜的作用。钴 60 放射源平时放置于 6m 多深的水井里，辐照室外面配有 6 层防护装置。工作时，将蔬菜等推进去，关闭 6 层防护装置，自动装置将放射源从水井提出进行辐照，辐照完毕再将放射源自动放回水井。

6 月 7 日凌晨 2 点，完成辐照辣椒粉作业后，工作人员准备把放射源放进水井时，旁边货物突然倒塌，将放射源卡在井口。早上 9 点多，环保部、省环保厅接到汇报，迅速派人赶到该厂，确认放射源处于安全状态，没有对周围环境造成污染，马上启动了应急预案。

此后几天，企业开始按部就班找专家编制处置方案。附近群众看到不断有领导和专家出入该厂，对该厂发生的事件产生了好奇。

7 月 5 日，百度"某县吧"里出现了一个帖子，发帖者说他是该县人，现在省会，听家人说县城出现"核泄漏"，非常危险。消息迅速传播开后，人心开始不稳。

7 月 6 日上午，县政府向各单位一把手通报了故障处理情况，特别要求县城周围 3 个乡镇要把情况通报传达到村里。越来越多的群众知道了大体情况，但传言也越来越多。

7 月 12 日，当地市政府召开新闻发布会称："放射源至今完全处于安全状态，此次发生的事件不属于辐射事故。"各网络媒体迅速转载。谁料到，谣言还未彻底平息就又起波澜。

（二）故障处置受阻，谣言"井喷"

7 月 16 日，环保部工作人员带领专家来到辐照厂，还带来了两台机器人，想利用机器人进一步摸清放射源室内的详细情况。专家们在酒店大厅里进行探查预演时，机器人陌生的面孔和"咔咔"的动作引了越来越多围观的群众，传言又一次悄然传播，"看来事情很严重

啊，不然怎么会派机器人来呢！"

7 月 17 日，机器人处置发生障碍，厂区大门外围观的群众出现了骚动，各种猜测迅速流传："辐射非常厉害，机器人进去就融化了！"还有人喊"快跑，要爆炸了！"有的传言更精确到"下午 5 点就要爆炸！"

一传十，十传百，谣言迅速扩散。网络上开始有帖子在疯狂地传播："现在科学家已没有办法了……只有坐以待毙！有些科学家来后吓得饭都不敢吃，当天就坐飞机走了……"惊慌失措的群众拖家带口开始外奔，中午刚过，大街上已经乱成一团。

（三）政府辟谣劝阻离家群众

17 日，看到事态进一步严重，该县县委、县政府接连召开了 4 次会议，2000 多名干部走向街头，进入全县各个乡村，向群众介绍真相，劝阻他们不要离家。

7 月 17 日下午 1 点开始，县广电局所辖 4 个电视频道全部报道此次事件的真相，县电视台播放了对专家、县环保局局长、附近村村支书的访谈，告诉群众没有发生泄漏。但当时多数群众都在户外，效果不太明显。

下午 4 点左右，该县县长李×× 紧挨着辐照室大门接受电视台等媒体采访："我身后就是辐照厂，市县的干部都在这里，大家看，这里非常安全！更不会发生什么爆炸！"之后，该县主要领导同志率县级领导全部上街和群众交流。

下午 5 点左右，市政府通过手机短信，滚动播发通告，告知市民打开当地电视频道，获知事件真相。手机短信发送后，事态开始缓和。下午 5 点并未发生传言所说的"要爆炸"，群众慢慢停下"外逃"的脚步。晚上 9 点，该市召开第二次新闻发布会，更多群众明白了真相。

夜幕开始降临，群众返程的拖拉机、三轮车多数没有灯，一旦发生事故，后果不堪设想。黑夜中，每两名副县级干部带一辆警车，为群众带路。晚上 11 点左右，多数群众返回家中。万幸的是，整个过程没有发生一起安全事故，没有发生一起治安案件、刑事案件。

二、社会安全事件与核辐射事件

社会安全事件，是指除一部分是敌对矛盾外，大部分是因人民内部矛盾而引发，或因人民内部矛盾处理不当而积累、激化，由部分公众参与，有一定组织和目的，采取围堵党政机关、阻塞交通、聚众闹事、群体上访等方式，对政府管理和社会秩序造成影响甚至使社会在一定范围内陷入一定强度对峙状态的群体性事件。从近年来我国发生的社会安全类事件分析看，有以下特点：一是发生次数、参与人数、事件规模呈上升和扩大态势；二是涉及领域广泛，参与主体多元化；三是行为激烈，对抗性加剧，破坏性日益严重；四是组织化程度明显提高；五是事件发生地区、行业相对集中，并具有反复性；六是多种矛盾问题交织，处理难度加大。因此，在处置突发社会安全事件中，往往需要调动大量的公共资源，整合社会力量，采取综合防控措施加以解决和处置，以防止事态扩大蔓延。

在社会安全类突发事件中风险的不确定性，现代媒体传播方式的多样快速性，公众和社会对健康问题的高度关注，以及人们可以通过多种途径验证信息或者传言等，这些特点都对社会安全类突发事件风险沟通提出了很高的要求。任何突发公共事件一定会影响到公众的心理，而公众的心理行为反过来又会对事件的发展演变产生巨大的影响。已有心理学研究表明，风险沟通对风险认知有直接的影响，风险沟通方式不当，极易导致公众产生认知上的偏差。在突发社会安全事件中，风险沟通能帮助公众建立理性的桥梁，是实施风险管理最重要的途径之一。因此，政府相关部门能否协同配合，有效地将风险信息传递给公众，进而帮助公众建立理性的风险认知，产生恰当的心理行为反应，建立起对政府及部门的信任，就成为事件处置的关键。因此，要想做好社会安全事件风险沟通，第一，要制订详细的风险沟通预案；第二，及时发布信息，抢在第一时间发言，并贯穿事件处置整个过程；第三，实时进行舆情分析研判，不断预测可能发生的问题；第四，及时辟谣、澄清是非，特别要发挥有关部门专家优势；第五，积极开展防控知识宣传和普及。

社会安全事件发生后，事发地卫生部门要依据有关法律法规和预案规定的卫生部门职责，积极配合有关部门，参与处置因医疗、公共卫生问题引发的社会安全事件；组织协调开展社会安全类事件的医疗卫生救援、公众健康危险因素风险评估以及公众宣传教育工作。因此，卫生部门在做好社会安全类突发事件的医疗救治工作的基础上，还要结合卫生部门的工作性质和特点，积极开展社会安全类突发事件风险沟通工作，利用多种媒体传播方式，通过多种途径解答公众和社会对健康危害问题的疑虑，消除恐慌，稳定社会，共同做好事件的处置工作。

所谓核与辐射突发事件，是指由于放射性物质或其他放射源造成或可能造成公众健康严重影响或严重损害的突发事件。核与辐射突发事件可以分为以下三类：

核事故是指大型核设施（例如核燃料生产厂、核反应堆、核电厂、核动力舰船及后处理厂等）发生的意外事件，可能造成厂内人员受到放射损伤和放射性污染。严重时，放射性物质泄漏到厂外，污染周围环境，对公众健康造成危害。

放射事故是指放射源、放射性同位素丢失、被盗或射线装置失控，导致工作人员或公众受到的异常照射。严重的放射事故可使人员致残，甚至死亡。包括人员受到的超剂量照射事故、放射性污染事故和放射源丢失事故。

核与放射恐怖事件，可分为放射性物质散布事件，核装置或核武器爆炸事件，以及攻击破坏核设施事件等。

在我国，核与辐射突发事件的发生概率虽低，但发生突然，有时造成的后果严重，涉及范围广，受累人数多，可造成较严重的公众心理影响及社会后果。因此有必要对公众进行科普宣传和健康教育，使他们对辐射危害和辐射防护措施有科学正确的认识，解除精神紧张和恐惧心理，消除不必要的疑虑，减轻事故造成的社会心理影响和不良后果。

卫生部门在核和辐射事件应急处置中的职责和任务分工：负责事故的现场卫生学调查、评价和公众心理咨询工作；应急工作人员的辐射防护和辐射照射控制；事故受照人员的剂量估算与健康效应评价及医疗救治；现场人员稳定性碘片的发放、服用等。事发地卫生部门通要过广播、影视、报刊、互联网、手册等多种形式，对社会公众广泛开展核事故和辐射事故卫生应急宣传教育，指导公众用科学的行为和方式应对突发核事故和辐射事故，提高自救、互救能力，注意心理应激问题的防治。

三、思考与启示

当地之所以在钴 60"卡源"故障发生后一个多月时间里不公开相关信息，显然是担忧公开信息会引发恐慌情绪，但是，对事故采取遮掩的方式，反而会给谣言制造生存土壤与传播空间，会对恐慌情绪起到推波助澜的作用。反之，如能在社会安全事件发生后及时公开准确信息，就可快速、有效地防范谣言的滋生与传播。2003 年"非典"疫情与 2008 年"5·12"

汶川地震发生后,政府及时、全面地公开相关信息,对于稳定人心及取得抗击"非典"与抗震救灾斗争全面胜利发挥了重要作用,也为日后处置各类突发公共安全事件提供了宝贵经验。

从另一个角度看,"钴60被传泄漏事件"属于与群众切身利益密切相关事项,公众对相关信息享有知情权,理当及时公开信息,以体现对于公众知情权的尊重;另外,政府所掌握的辐照厂钴60"卡源"故障信息,属于与公众切身利益密切相关的政府信息性质,有义务按照政府信息公开条例要求,及时、主动地向社会公开信息。

正是基于以上分析,可以说,当地部分群众在"钴60被传泄漏事件"发生后出现"杞人忧天"式外迁现象,实际上再一次揭示出了及时公开信息对于处置突发公共安全事件的重要意义,再一次警示我们,唯有高度重视、及时全面发布信息,充分尊重公众知情权,才能迅速制止各类谣言传播,才能将突发公共安全事件给人民群众造成的损失降至最低。

在突发公共事件处置中,有效地进行政府部门内部和公众信息沟通是减轻突发事件影响的关键因素之一。目前,我国公众对核与辐射安全相关知识了解和认知程度还很低,因而在核与辐射突发事件应对中,由于公众对核与辐射的"无知"和"恐惧"等原因,核与辐射突发事件比其他类型的突发事件更易引起公众的恐慌,在该类事件中有效开展政府部门内部和公众信息沟通对稳定公众情绪、指导公众采取正确行动具有更重要的意义。

本案例就是由于信息不明、谣言四起导致群体恐慌,采取不正确的行为,引发的社会安全事件。在本次突发事件处置中,信息主要汇集到了负责处理事件的政府部门,如果政府部门内部加强信息沟通,将有助于及时、全面、准确地认识面临的危机,短时间内形成正确决策,合理调配资源,团结协作处理事件。如果在政府的统一组织领导下,各相关部门根据自身职责和工作性质,加强公众信息沟通,开展对公众、媒体的信息互动,利用电视、报纸和网络等媒体,采取专家访谈、发放明白纸等方式,及时、准确地将核与辐射对人体的危害、如何预防及政府有关防控措施等信息传递给公众,使公众了解真相,消除恐慌心理,采取正确行动,也许这次群众集体"外逃"事件就可以避免。因此,加强政府部门内部信息沟通和政府部门与公众的信息沟通,有助于政府及部门在短时间内做出正确决策,有助于稳定公众心理和增加公众应对突发事件处理的信心,有助于公众形成正确认识和采取正确行动,对突发事件的处置起到积极作用。

四、思考题

1. 在社会安全事件中卫生部门如何配合其他部门做好风险沟通工作?

参考答案:政府部门内沟通。

2. 在社会安全事件风险沟通中卫生部门如何发挥专家作用,善用媒体引导社会舆论?

参考答案:媒体及公众沟通。

参考文献

1. 王陇德. 突发公共卫生事件应急管理——理论与实践. 北京: 人民卫生出版社, 2008

2. 尹力, 王陇德, 译. 公共卫生与预防医学. 北京: 人民卫生出版社, 2012

3. 梁万年. 社区卫生服务管理. 北京: 人民卫生出版社, 2001

4. 陈大方. 卫生项目评估方法. 北京: 北京大学医学出版社, 2009

5. 张欢. 应急管理评估. 北京: 中国劳动社会保障出版社, 2010

6. 黄敬亨. 健康教育学. 上海: 复旦大学出版社, 2010

7. 李希光, 王宇. 疾控部门媒体沟通教程. 北京: 清华大学出版社, 2010

8. 胡百精. 危机传播管理. 北京: 中国传媒大学出版社, 2005

9. 谢耘耕, 陈虹新. 媒体与社会. 北京: 社会科学文献出版社, 2012

10. 卫生部应急办. 美国卫生应急风险沟通管窥. 中国应急管理 [J]. 2008, 22 (10): 56-59.

11. 毛群安, 解瑞谦, 李志朋, 等. 美国公共卫生应急风险沟通体系和机制介绍. 中国健康教育, 2010, 26 (1): 1-3

12. 李冬泳, 文侃, 彭启明. 当前我国网络社会舆情特点分析. 江西图书馆学刊, 2011 (6): 5-8

13. 兰月新, 董希琳, 陈成鑫. 地方政府应对网络舆情能力评估和危机预警研究. 现代情报, 2012, 32 (5): 8-12

14. 郭岩, 万明, 朱丹燕, 等. 公共卫生网络舆情监测系统设计及实现. 医学信息学杂志, 2011, 32 (8): 6-9

15. 查贵庭, 张怡. 构建舆情监测信息系统是网络舆情监测的必由之路. 农业图书情报学刊, 2011, 23 (1): 5-7

16. 艾新革. 国内外舆情研究述略. 图书馆学刊, 2011, (9): 140-142

17. 陈永刚, 孙卉垚. 互联网舆情研究. 情报杂志, 2011, 30 (6): 85-88

18. 邹新玉, 李涛. 浅谈我国网络舆情及其分析应对. 农业网络信息, 2009, (12): 78-80

19. 朱恒民, 朱卫未. 基于 Single_Pass 的网络话题在线聚类方法研究. 情报分析与研究, 2011, (12): 52-57

20. 兰月新, 董希琳, 郭其云, 等. 基于 SWOT 分析的突发事件网络舆情政府策略研究. 现代情报, 2012, 32 (3): 37-41

21. 许峰. 基于 Web 的实验室互联网舆情分析处理系统的研究与实现. 科技情报开发与经济, 2011, 21 (1): 125-127

22. 丁菊玲, 勒中坚. 基于观点树的网络舆情危机预警方法. 计算机应用研究, 2011, 28 (9): 3501-3504

23. 王晓艳, 梁晋春, 郭晓霞, 等. 基于互联网的数字媒体内容舆情分析系统. 计算机系统应用, 2011, 20 (8): 37-41

24. 段建勇, 谢宇超, 张梅, 等. 基于句法语义的网络舆论情感倾向性评价技术研究. 情报杂志, 2012, 31 (1): 147-150

25. 刘勘, 李晶, 刘萍. 基于马尔可夫链的舆情热度趋势分析. 计算机工程与应用, 2011, 47 (36): 170-173

26. 颜建华. 基于网络的舆情分析系统及其应用研究. 医学信息学杂志, 2011, 32 (8): 10-14

27. 王铁套, 王国营, 陈越, 等. 基于语义模式与词汇情感倾向的舆情态势研究. 计算机工程与设计, 2012, 33 (1): 74-77

28. 闫利平, 陶卫江, 韩晓虎, 等. 政府网络舆情监测分析及预警. 现代情报, 2011, 31 (4): 46-52

29. 王青, 成颖, 巢乃鹏. 网络舆情监测及预警指标体系研究综述. 情报科学, 2011, 29 (7): 1104-1108

30. 陈新杰, 呼雨, 兰月新. 网络舆情监测指标体系构建研究. 现代情报, 2012, 32 (5): 4-20

31. 曹树金, 周小又, 陈桂鸿. 网络舆情监控系统中的主题帖自动标引及情感倾向分析研究. 图书情报知识, 2012, (1): 66-73

32. 丁菊玲, 勒中坚. 网络舆情危机事件形成因素分析. 情报杂志, 2011, 30 (2): 6-9

33. 潘崇霞. 网络舆情演化的阶段分析. 计算机与现代化, 2011, (10): 203-206

34. 董希琳, 付丽秋. 网络舆情应对策略探讨. 现代情报, 2012, 32 (5): 17-20

35. 陈晨, 刘丽丽, 兰月新. 网络舆情预警研判机制研究. 现代情报, 2012, 325): 13-16

36. 李雯静, 许鑫, 陈正权. 网络舆情指标体系设计与分析. 情报科学, 2009, 27 (7): 986-991

37. 高承实, 荣星, 陈越. 微博舆情监测指标体系研究. 情报杂志, 2011, 30 (9): 66-70

38. 洪荣涛. 我国传染病与突发公共卫生事件监测报告的管理. 海峡预防医学杂志, 2007, 13 (6): 76-78

39. 许鑫, 章成志, 李雯静. 国内网络舆情研究的回顾与展望. 情报理论与实践, 2009, 32 (3): 115-120

40. 杨秋平. 网络舆情智能检测与分析系统的设计. 电脑知识与技术, 2011, 7 (4): 759-761

41. 黄小燕. 网络舆情分析: 面向政府的决策情报服务. 现代情报, 2012, 32 (3): 46-52

42. 兰月新, 邓新元. 突发事件网络舆情演进规律模型研究. 情报杂志, 2011, 30 (8): 47-50

43. 解瑞谦, 唐雪峰, 欧剑鸣, 等. 突发公共卫生事件风险沟通中准备工作内容的研究. 中国健康教育, 2011, 25 (8): 606-609

44. 易承志. 群体性突发事件网络舆情的演变机制分析. 情报杂志, 2011, 30 (12): 6-12

45. 张瑞. SMS 网络舆情信息监控系统的设计与实现. 现代情报, 2011, 32 (3): 68-71

46. 袁键, 田宏林, 张涛. 互联网舆情搜索分析系统的设计与实现. 计算机与数字工程, 2012, 40 (1): 93-96

47. GB/T 27921-2011, 风险管理-风险评估技术. 北京: 中国质检出版社, 中国标准出版社, 2012

48. 郭晓科, 孙静惟. 健康传播视角下的突发公共卫生事件管理. 中国健康教育, 2010, 26 (1): 20-25

49. 解瑞谦, 阚坚力. 公众对传染病突发公共卫生事件的信息需求特征分析. 中国健康教育 [J], 2010, 26 (1): 43-45

50. 于清源. 环境风险认知与风险沟通影响因素效果研究及实例分析. 北京: 北京大学出版社, 2005

51. 马昱, 钱玲, 佟丽, 等. 风险沟通在我国应对甲型 H1N1 流感中的运用. 中国健康教育, 2010, 26 (1): 13-15

52. 杨金瑞. 论如何做好卫生领域突发公共事件的风险沟通工作. 中国预防医学杂志, 2011, 12 (10): 884-886

53. 顾清. 国内外公共卫生应急风险沟通研究进展. 中国劳动卫生职业病杂志, 2011, 29 (6): 468-470

54. 杨金瑞. 卫生领域突发舆情事件处置中风险沟通的工作启示. 中国健康教育, 2011, 27 (10): 781-783

55. 聂静红. 政府公关新课题: 议题管理. 广东行政学院学报, 2004, 16 (6): 27-30

56. 逯田力, 鹿广利. 对于突发公共事件分类的认识和理解. 中国公共安全. 学术版, 2010, 21 (4): 37-39

57. 中国行政管理学会课题组, 我国转型期群体性突发事件主要特点、原因及政府对策研究 [J]. 中国行政管理, 2002, 5: 6-9

58. 陈直平, 吴青青, 林君芬, 等. 公众救灾防病知信行流行病学调查分析. 浙江预防医学, 2005, 17 (12): 1-2

59. 徐夏娟, 胡晓云. 公共卫生舆情监测与风险研究综述. 公共卫生与预防医学, 2011, 22 (5): 72-74

60. 娄德成, 姚天防. 汉语句子语义极性分析和观点抽取方法的研究. 计算机应用, 2006, 26 (11): 2622-2625

61. 叶惠敏, 唐三平. 用于网上舆论观点抽取的集中算法. 计算机应用研究, 2005, (5): 256-258

62. 谈国新, 方一. 突发公共卫生事件网络舆情监测指标体系研究. 华中师范大学学报. 人文社会科学版, 2010, 49(3): 66-70

63. 谢晓非, 李洁, 于清源. 怎样让我们感觉更危险——风险沟通渠道分析. 心理学报, 2008, 40(4): 456-465

64. 张洁, 张涛甫. 美国风险沟通研究: 学术沿革、核心革命及其关键因素. 国际新闻界, 2009, 9: 95-101

65. 邱五七, 侯晓辉, CHU C. 风险沟通和公共卫生. 中国健康教育, 2010, 26(1): 26-29

66. 王超, 谭枫. 12320在甲型H1N1流感中风险沟通与舆情监测作用. 中国公共卫生, 2010, 26(11): 1471-1472

67. 李杰, 钱玲, 马昱, 等. 我国政府甲型H1N1流感风险沟通策略研究. 中国健康教育, 2010, 26(1): 7-12

68. 潘文富, 郭友实. 网络舆情监测技术研究综述. 福建电脑, 2011, (8): 39-41

69. 崔薇, 曾润喜, 王国华. 中国网络舆情研究文献计量分析. 情报科学, 2011, 29(1): 131-135

70. 卢卉, 黄建忠. 国内网络舆情研究热点与趋势分析. 预防医学情报杂志, 2011, 27(11): 915-919

71. Covello V T, Peters R G, Wojtecki J G, Hyde R C. Risk Communication, the West Nile Virus Epidemic, and Bioterrorism: Responding to the Communication Challenges Posed by the Intentional or Unintentional Release of a Pathogen in an Urban Setting. Journal of Urban Health: Bulletin of the New York Academy of Medicine, 2001, 78, (2): 382-391

72. Gariffin R J, Dunwoody S, Zabala F. Public reliance on risk communication channels in the wake of a cryptosporidium outbreak. Risk Analysis, 1998, 18(4): 367-375

73. Kms M, Hovy E. Determining the sentiment of opinions. In Proc. Of COLING-04: The Conference on Computational Linguistics(COLING-2004). Geneva, Switzerland, 2004: 1367-1373

74. Timothy L. Tinker, Vincent T. Covello, Marsha L. Vanderford, et al.Disaster Risk Communication. http://cafes.calpoly.edu/Events/EventsPDFs/REV.a.article.risk%20communication.Chapter%20141.pdf

75. Ken Judge, Michael Solomon. Public Opinion and the National Health Service: Patterns and Perspectives in Consumer Satisfaction. Journal of Social Policy, 1993, 22: 299-327

76. Gina Samaan, Mahomed Patel, Babatunde Olowokure, et al. Rumor Surveillance and Avian Influenza H5N1. Emerging Infectious Diseases, 2005, 11(3): 463-466

77. Grein T W, Kamara K B, Rodier G. Rumors of disease in the global village: outbreak verification. Emerg Infect Dis, 2000, 6(2): 97-102

78. Ned Beecher, Ellen Harrison, Nora Goldstein, et al. Risk Perception, Risk Communication, and Stakeholder Involvement for Biosolids Management and Research. J. Environ, 2005, 34: 122-128

79. Covello V T, Peters R G, Wojtecki J G, Hyde R C. Risk Communication, the West Nile Virus Epidemic, and Bioterrorism: Responding to the Communication Challenges Posed by the Intentional or Unintentional Release of a Pathogen in an Urban Setting. Journal of Urban Health: Bulletin of the New York Academy of Medicine, 2001, 78(2): 382-391

80. Chess C, Clarke L. Facilitation of risk communication during the anthrax attacks of 2001: the organizational backstory. Am J Public Health, 2007, 97(9): 1578-83

81. Gray G M, Ropeik D P. Dealing with the dangers of fear: the role of risk communication. Health Aff (Millwood), 2002, 21(6): 106-116

82. Marsha L. Vanderford. Emergency Communication Challenges in Response to Hurricane Katrina: Lessons from the Centers for Disease Control and Prevention. Journal of Applied Communication Research, 2007, 35(1): 9-25

83. Covello V T. Risk communication and occupational medicine. J Occup Med, 1993, 35: 18-19

84. PJ Nicholson. Communicating health risk. Occup.Med, 1999, 49（4）, 253-258

85. Slovic P. Informing and Educating the Public About Risk. Risk Analysis, 1986, 6（4）: 403-415

86. Kenneth C. Communication of risk: choice, consent, and trust. THE LANCET, 2002, 360: 166-168

87. Wilson N. Communication and health protection issues arising from a flooding emergency[J]. Prehosp Disaster Med, 2005, 20（3）: 193-196

88. Bertrand J T, Anhang R. The effectiveness of mass media in changing HIV/AIDS-related behaviour among young people in developing countries. World Health Organ Tech Rep Ser, 2006, 938: 205-242

89. Sivan Kohn, Daniel J. Barnett, Costanza Galastri, et al. Public Health-Specific National Incident Management System Trainings: Building a System for Preparedness. Public Health Rep, 2010, 125（5）: 43-50

90. P. A. O'Neill.THE ABC'of disaster response. Scandinavian Journal of Surgery, 2005, 94: 259-266

91. Wray R J, Becker S M, Henderson N, et al. Communicating with the public about emerging health threats: lessons from the Pre-Event Message Development Project. Am J Public Health, 2008, 98（12）: 2214-2222

92. Uriel Rosenthal, Alexander Kouzmin. Crises and Crisis Management: Toward Comprehensive Government Decision Making. Journal of Public Administration Research and Theory, 1997, 2: 277-304

93. William Leiss. Three phases in the evolution of risk communication practice: Annals of the American Academy of Political and Social Science, 1996, 545: 85-94

94. CDC. Framework for Program Evaluation in Public Health. MMWR, 1999, 48: 1-40

95. United Nations Educational, Scientific and Cultural Organization. Evaluation Handbook. December 2007

96. Rowitz L. Public health for the 21st century: the prepared leader. Sudbury: Jones and Bartlett Publishers, 2006

97. Covello V, P. Sandman. Risk communication: Evolution and revolution. In A. Wolbarst（ed.）Solutions to an environment in peril. Johns Hopkins Univ. Press, Baltimore, 2001: 164-178

98. P. Slovic. Perception of risk. Science, 1987, 236（4799）280-285

99. CovelloV T, Slovic P, Von Winterfeldt D. Risk Communication: A Review of Literature. Risk Abstracts. 1986, 3（4）: 172

100. Committee on Risk Perception and Communication, National Research Council, Improving Risk Communication. Washington, D. C.: National Academy Press, 1989

101. Vincent Covello, Peter M. Sandman.Risk communication: Evolution and Revolution. Solutions to an Environment in Peril. Johns Hopkins University Press. 2001（8）: 164-178